働く男のクリニック

「男性科」ドクターが、
あなたの悩みにお答えします！

日本泌尿器科学会
認定専門医
北村 健
Takeshi Kitamura

現代書林

まえがき――「婦人科」があるのなら、「男性科」もあるべきだ

この本を手に取ったあなた、こんな症状のどれかに思い当たりませんか？


「38歳で包茎。今まで気にしていなかったが、妻に何か臭うと言われてしまった」

「結婚して5年、妻と子づくりに励んでいるが、どうしても妊娠しない」

「マスターベーションはできるのに、女房が相手だと勃起しなくて……」

「最近、だるくてやる気が出ない。仕事も女房ともうまくいかない」

「先日、1回きりだけど血尿が出た。原因はストレスかもしれないが、少し心配」

「夜中に2、3回トイレへ行く。毎晩寝不足で、朝も疲れてスッキリ起きられない」


どれも男性特有の病気が疑われる症状です。病名については、次の「プロローグ」の最

後（23ページ）で説明しますが、どの症状も家族や友人、会社の同僚にも相談しにくいものばかりですね。気になりながらも、「命に関わるものじゃないし」と、つい放置しがちです。

それでも症状が治まらないと、何かの病気かもしれないと思うようになります。泌尿器科系の病気と見当はついていても、大学病院をはじめ大きな総合病院は敷居が高くて、なかなか足が向きません。

こんなとき、あなたはどうしますか？　気軽に相談できる男性用クリニックがないかと、自宅や会社近くを調べても、あるのは「レディースクリニック」ばかりです。どこの病院にも「婦人科」はあるのに、「男性科」はありません。

途方に暮れたような気分になり、ひとりスマホやパソコンに向かってネット情報を検索する方がほとんどです。

ところが、ネットには情報があふれすぎています。なかには、相反する解説もあり、どれを信じていいかわからず、情報のジャングルの中で迷子になってしまう……。

こんな患者さんが大勢、私のクリニックへ訪れてきます。京都市中心街の「北村クリニック」の玄関プレートには、「泌尿器科・男性不妊症」としか書かれていませんが、私が本当に掲げたいのは「男性科」です。

京都大学医学部を卒業、泌尿器科医としてスタートして以来、私は常に医療現場に立ってきました。担当した患者さんは、ほとんどが男性ですが、包茎からED、男性不妊症、男性更年期、性感染症、前立腺がんなど実に幅広く、多岐にわたっています。

男性医学の専門医をめざし、ありとあらゆる症例の診療を手がけてきた私が常々考えていたのは、「日本の医療には婦人科があるのだから、男性科もあって当然」という思いでした。最近になって、東京大学付属病院など関東のごく一部の大学病院に「男性科」が設置され、私の思いも実現化しつつありますが、ことクリニックに関してはまだ皆無といってもいい状態です。

2014（平成26）年7月に「北村クリニック」を開業した私の念願は、「男性科」の看板を掲げることでしたが、クリニックではまだ認められず、現在の診療科名にとどめざるをえませんでした。

男性科の病気は多岐にわたるだけでなく、根が深いものばかりです。冒頭に挙げた症状はほんの一例にすぎず、世の多くの男性が実にさまざまの悩みをかかえています。下半身の悩みは人に相談しにくいものですし、働き盛りの男性ともなると、仕事に追われて放置しがちです。

しかし、たいしたことはないと思う症状の背後に、前立腺がんや膀胱がんなど、重大な病気の可能性が潜んでいます。また、がんでなくとも、頻尿や更年期障害はＱＯＬ（生活の質）を落としますし、ＥＤや男性不妊症、性感染症は夫婦関係を崩壊させかねません。

そこで、この本では、部位別に具体的な症状を挙げ、それがどんな病気によるものなのか、解決するにはどうすればいいのかを詳しくお話ししていきます。

また、先ほども述べたように、ＩＴ時代の今、多くの方がネット情報に振り回されています。ネットの世界には、きちんとしたものもありますが、医学的な根拠のない怪しい情報もたくさん出回っています。それらについても、できるだけ具体的に述べていきたいと思います。

男性特有の疾患に悩んでいる方々に、この本が少しでもお役に立つことを願ってやみません。

第2章

子供ができない！男の責任かも？——男性不妊症

第3章

QOLを高める性生活を、もっとまじめに考えよう——性機能障害

第4章 その倦怠感や勃起不全は、なぜ起きるのか——男性更年期障害

第5章 無知は犯罪——ヤバイ！ これってアレだよね——性感染症

第6章 歳だからと諦めない。誰にも言えないシモの話 —— 尿のトラブル

付　章

迷わず男性科「緊急外来」へ

プロローグ

ようこそ、「男性科」へ

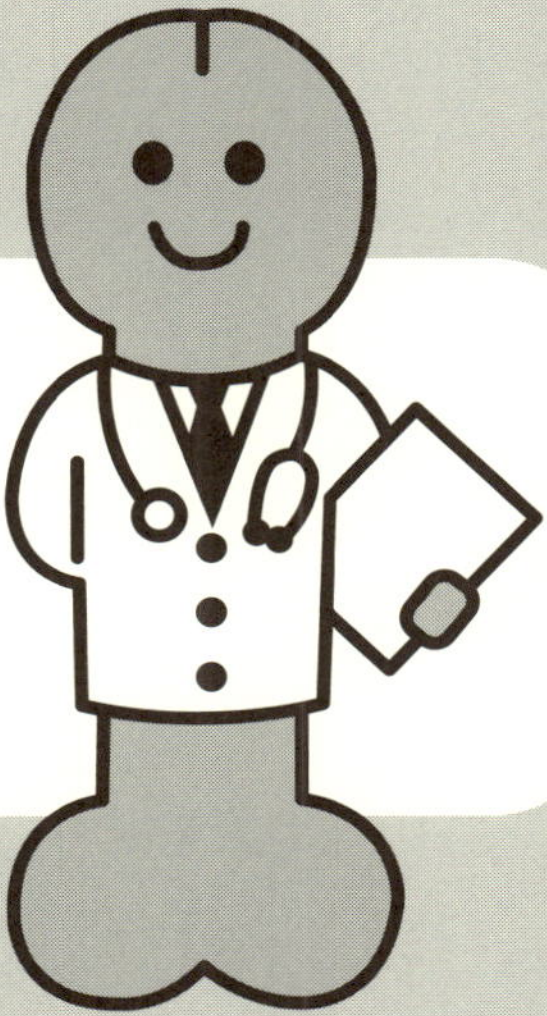

働き盛りは男の病気の〝お年ごろ〟

私のクリニックを訪れる患者さんのうち、最も多いのがサラリーマンで、なかでも30代後半から50代前半の人たち、つまり働き盛りの方々です。

この年代の方たちは、家庭では大黒柱として家族を養い、会社でも管理職や中間管理職として大事な仕事をまかされていることが多いようです。いわば責任世代ですが、一方でこの年代は、男の病気のお年ごろでもあるのです。

それまで病気に縁がなかったのに、下半身にちょっとした異状を見つけたり、感じたりしてクリニックへ相談に来ます。治療が始まりますが、責任のある立場ですから、会社を休むわけにもいきません。

そういう方たちのため、当クリニックでは土曜日も日曜日もオープン、祝日とGW以外は開き、サラリーマンの方たちをサポートしています。

患者さんは地元の京都はもちろん、関西圏の各地から通院されていますが、みなさんを日々診療していて感じるのは、現在のサラリーマンたちの元気のなさです。

私が中高校生のころ、日本は高度経済成長期のまっただなかにありました。アメリカに次ぐ世界第2位の経済大国を担うサラリーマン諸氏は、誰もがむしゃらに働いていたものです。「24時間戦えますか?」というテレビCMが流行したのも、そのころでした。

当時とくらべると、今の日本はどうでしょうか。国際的な経済力は低下し、超のつく少子高齢化社会となっています。

そんな時代、働き盛りの男性たちは、会社ではグローバル化やリストラの問題、家庭でも親の介護問題など、さまざまなストレスをかかえ、青息吐息というのが実情のように見えます。

日々のストレスは、男性科の病気を引き起こす大きな要因です。そういう悩める働く男性の方たちを応援したい、少しでも元気になってほしいというのが、この本の執筆を思い立った理由のひとつです。

赤ちゃんからお年寄りまで、男は男

わが「男性科」の患者さんは、働き盛りのサラリーマン諸氏に限りません。生後まもない赤ちゃんから90代のお年寄りまで、文字通りすべての世代にわたっています。

一般成人の場合、先に述べたようなあらゆる症例の方がいますが、子供だってお年寄りだってリッパな男性、年代に応じてさまざまな男の病気をかかえているのです。たとえば子供なら、おねしょや包茎、おちんちんの大きさの問題など、お年寄りの場合は前立腺肥大症や前立腺がん、頻尿などが一般的です。

当クリニックの患者さんのうち、最年少記録は生後1ヵ月の赤ちゃんです。おちんちんに先天奇形がないかどうかチェックするため、お母さんに連れられてきました。そういう患者さんは結構おられます。

そんな赤ちゃんが訪れる一方で、もうすぐ80歳というおじいちゃんが、真剣な面持ちで訪れることもあります。話が切り出しにくそうなおじいちゃんに、「どうしましたか？なんでもおっしゃってください」と私が言うと、「わし、もういっぺんだけ男としてハナ咲かしたい。先生、なんとかしてもらえんやろか」と、ＥＤ治療の相談でした。

まさに〝ゆりかごから墓場まで〟、すべての年代の患者さんと接しながら、さまざまな問題にぶつかっては、それらをひとつずつ乗り越えていく、それが男の生き方だなぁ、しみじみとそう思ったりします。

そういう世の男性を、医療を通じて支えてあげることが自分に課せられた使命だと、常に言い聞かせています。

お母さんだって知っておかなければならないことがある

ある朝一番の患者さんとして、20代半ばの女性が、赤ちゃんを抱きかかえてやってきました。私のクリニックはほぼ99パーセントが男性の患者さんですが、残り1パーセントほどは女性で、膀胱炎、腎盂炎の比較的若い女性が多く、残りは尿失禁の中高年女性です。

それにくらべ、はるかに若い彼女に「どうしました？」と尋ねると、今にも泣き出しそうな顔で「この子、この子のおちんちんが……」と呟くばかりです。「お母さん、まあ、落ち着きましょう」となだめながら、話を聞き出しました。

赤ちゃんは生後6ヵ月の男子ですが、診ると、おちんちんが赤く腫れ上がっています。ちょっと触っただけでも、火がついたように泣き出します。赤ちゃんには尿道などに生まれつき異状のある場合がありますが、そうではなさそうです。

さらに詳しく尋ねたところ、お母さんは半分泣きじゃくりながら話してくれました。

2週間ほど前から、赤ちゃんのおちんちんの皮を自分の手でむいていたというのです。それも1日に5回、欠かさずにです。さすがの私も呆れて、「なんで、そんなことを……」と絶句してしまいました。

「スマホに書かれていたんです」

初めての子供である長男が生まれてから、彼女は育児に関する情報を求め、ネットを検索していました。もちろん、わが子を大切に育てたいという親心からです。

そして、あるサイトに目がとまりました。「男の子の包茎は、バイキンが溜まりやすい。できるだけ早いうちから、お母さんの手で皮をむいてあげましょう。一日に5、6回、赤ちゃん〝むきむき体操〟を！」――そんな文章が書かれていたそうです。

包茎のままだと不潔になり、バイキンが溜まりやすいことは事実ですが、生まれて間もない赤ちゃんのおちんちんの皮をむくなど、ムチャな話です。むけたとしたら、それこそ病気です。

しかし、商社マンのご主人は海外に長期出張中、相談する相手もいなかった彼女はその情報をうのみにし、実行してしまいました。手を石けんで洗ってから赤ちゃんのおちんちんに触りましたが、なかなかむけません。「でも、バイキンが溜まってはいけない」――

そう呟きながら、わが子のためにとせっせと繰り返したのです。

赤ちゃんにとっては拷問のようなものですが、もちろん、「痛い」と訴えることもできず、泣き叫ぶばかり。お母さんも泣きながら、それでも繰り返していたというのです。

人が聞けば笑ってしまうような話でしょうが、笑いごとではありません。いかにももっともらしい文面で不安をあおる、そんな怪しい内容のネット情報に振り回された若いお母さんも赤ちゃんも被害者です。

事情がわかった私は、「大丈夫、ちゃんと治してあげますからね」とお母さんに言い、おちんちんの腫れや痛みをとる薬を処方してあげました。数日間通院しましたが、赤ちゃんはすっかりよくなり、元気な笑顔を見せるようになりました。

悩める人はあなただけではない

怪しい情報は、ネットだけに限りません。テレビＣＭや新聞・雑誌広告などにも、山ほどあふれています。詳しくは本文中で述べますが、たとえば「包茎手術10万円ポッキリ」と謳っていながら、実際に手術を受けたところ、いろいろな費用が次々に加算され、最終的に100万円を超えるローンを組まされたという例もあります。

かと思えば、「男らしくたくましいペニスになりたくありませんか?」というようなキャッチコピーで、自分のペニスが小さいと悩んでいる男性に呼びかける例も見られます。つまり、男性の劣等感につけ入るわけです。

それに引っかかってしまい、亀頭にヘンな注射をされたあげく、さまざまな合併症を負わされた患者さんが、私のクリニックへ相談に来た実例もあります。また、「性機能を抜群に高める」と謳い、わけのわからないサプリメントを売りつけるという例もあります。

どれも人に言えず、悩んでいる男性の不安や劣等感を利用する悪質ビジネスです。そういうものに引っかからないようにするためには、どうすればいいのでしょうか?

まずは、信頼できる病院やクリニックの医師に相談することです。臨床経験を積んだ「男性医学」の専門医なら、患者さんの症状を診て、病名を的確に探り当てたうえで、きちんと治療してくれるはずです。

悩める男性諸氏に共通しているのは、「こんな恥ずかしい症状をかかえているのは自分ひとりだ」と思い込んでいることでしょう。自分だけだと思うことで、よけい悩みは深まります。あなただけではないのです。同じような症状と悩みをかかえた人たちは、実にたくさんいます。

クリニック開業後、私はそうした現状を、身をもって知りました。当初、男性特有の病気に特化した「男性科」をめざし開業を考えたものの、そんなクリニックはどこにもありませんでしたから、周囲の理解を得るのに苦労させられました。開業のための融資を受けるため、いくつかの銀行を回っては、男性科の意義と必要性を説き、運営計画書を提出したものでした。

ようやくある銀行が私の考えに関心を持ってくれ、開業にこぎつけたのですが、正直なところ、不安もありました。自分のめざす方向に信念はあったものの、実際に患者さんが来てくれるのだろうか、ヘタしたら潰れてしまうのでは……そんな心配をしたものです。

しかし、まったくの杞憂《きゆう》でした。開業したその月から、次々に患者さんが訪れてくれたのです。開業後5年が過ぎましたが、潰れるどころか、患者さんは増えこそすれ減ることはない状態が続いています。

あまりの忙しさにうれしい悲鳴をあげながら思ったものです。やはり、人知れず悩んでいる男性はこんなにも多いのだ、そういう人たちの力になろうと「男性科」を志した自分の考えは間違っていなかったのだ、と。

その症状は、こんな病気かもしれない

初めてクリニックを訪れる患者さんは、どなたも深刻な面持ちです。診察室でもうつむいたままの患者さんに、「どうしました？　なんでも相談してくださいね」そう話しかけると、「実は……」と重い口を開きます。

訴える症状を聞き、患部を診察すれば、何の病気なのか、どの程度の進行度かがわかります。「詳しい検査をしますが、大丈夫、必ず治りますよ」――そう私が言うと、患者さんの暗かった顔が、とたんにパッと明るくなります。

安心するわけです。これが診察の大きな目的のひとつでもあるのです。一人で悶々と悩んでいた患者さんは、「治りますよ」という言葉に安堵し、それまで誰にも言えなかった悩みを自分から話したりします。

診察から治療まで、医師と患者さんがマンツーマンで接し、細やかなやりとりのできることが泌尿器科クリニックの強みといえます。ですから、どんなことでも一人で悩まず相談に来てほしい、それが私の願いです。

とはいっても、京都のクリニックまで足を運ぶのは無理という方も大勢いらっしゃるでしょう。そういう方たちのため、自分の症状にはどんな病気の疑いがあるのか、その病気にはどんな解決法があるのかを知っていただくことが、この本の最大の目的です。

巻末に、部位・症状ごとの「病名索引」を載せていますので、それを見てご自分の症状と照らし合わせ、近くの病院やクリニックへ行かれるとよいでしょう。原因がわからないまま悩み続けたりせず、まず専門医に相談することが何より大事です。

さて、「まえがき」（3ページ）で、いくつかの症状例を挙げました。どれもきわめてよく見られる典型的な症例です。それらがどんな病気につながる可能性があるのかを、簡単に説明しておきましょう。

・**「38歳で包茎。妻に何か臭うと言われた」**……包茎については、病気という意識を持たない男性が多いですが、皮かぶりのままですと不潔になります。臭いが出たり、細菌やウイルスに感染しやすく、性病にかかる率も高くなったりします。

・**「結婚して5年。妻がどうしても妊娠しない」**……不妊は、女性だけの問題ではないのです。男性側の無精子症、精子の数や質の問題など、多くの要因が隠れています。

・**「自慰はできても、妻相手に勃起しない」**……典型的なＥＤ症例です。家庭円満のためにも、ぜひ克服したい病気です。安全で効果的な薬が開発されています。

・**「だるくてやる気が出ない。仕事も不調」**……うつ病と間違われやすいのですが、中年男性の陥る男性更年期障害が疑われます。男性ホルモン補充療法などが効果的です。

・**「1回きりだが、血尿が出た」**……膀胱がんの疑いがあります。たとえ1回だけだとしても、ぜひ診察を受けることをお勧めします。とくに喫煙者は要注意です。

・**「夜中に2、3回トイレへ行く」**……頻尿の背後には前立腺肥大症をはじめとして、さまざまな病気の可能性があります。歳のせいと決めつけず、診察を受けましょう。

以上、簡単に述べました。次の第1章以降、〝お悩み〟別に詳しくお話ししていきます。

第 1 章

男の永遠のテーマ、「あそこがちょっとヘンかな」

—— 男性器の病気

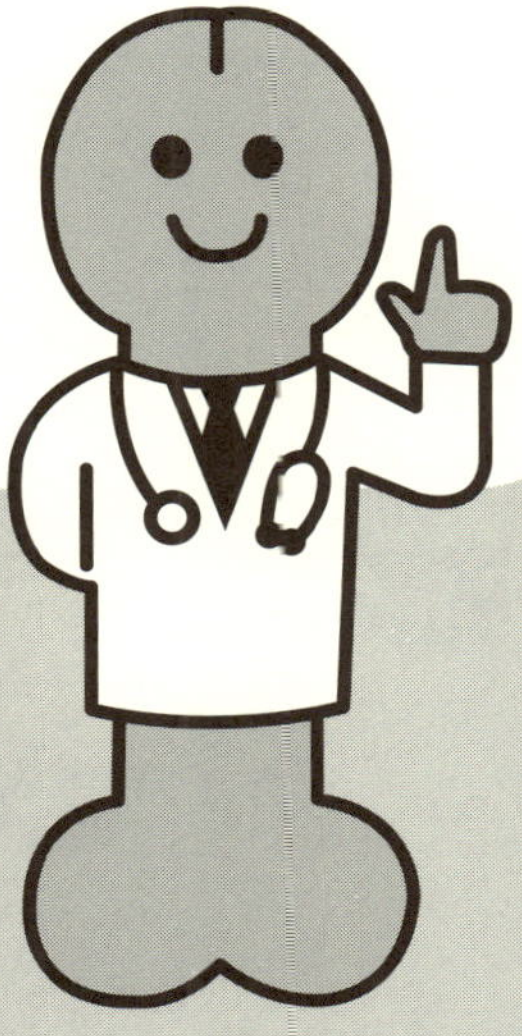

男性器をめぐる病気マップ

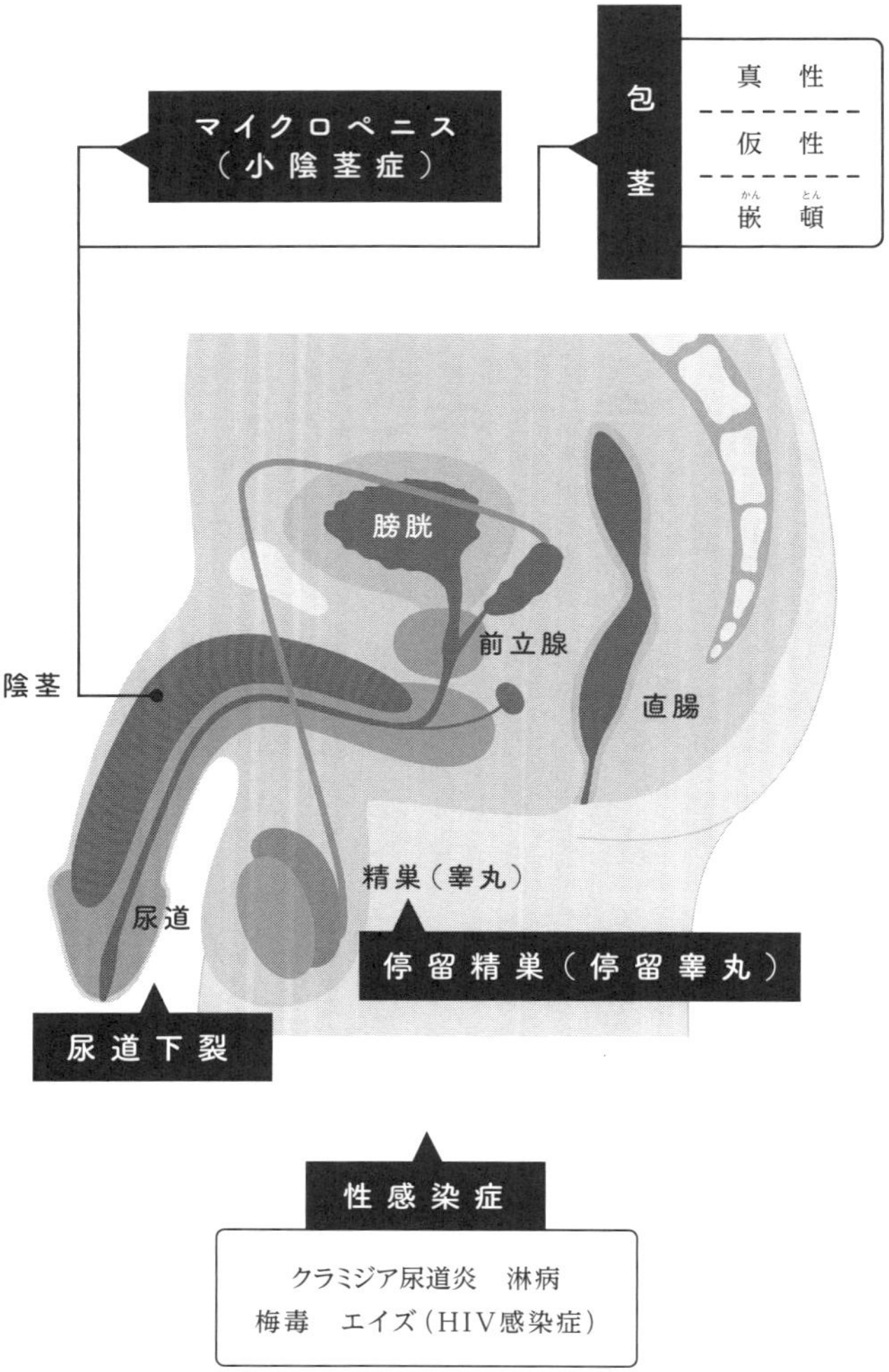

「短い」「細い」「小さい」——これって病気なの？

「ボクのおちんちん、ちっちゃい」

「オレのペニス、細くて短い」

こんな悩みを持っている男性は少なくありませんよね。子供から大人にいたるまで、男性が自分の陰茎（男性器）について抱くコンプレックスのうち、最も多いのが大きさに関するものです。

「大きいことは、いいことだ」——たしか車のＣＭでしたが、そんなフレーズが流行したことがあります。陰茎についても、「大きいほどいい」というような〝常識〟というか、固定観念が昔からあります。

私のクリニックへも、その悩みをかかえて訪れる方がたくさんいます。「幼稚園へ通ううちの息子のおちんちん、小さくて将来が心配」と訴えるお母さんもいれば、「週刊誌の記事で、『ペニスの標準の大きさ』を読んだが、私のはそれよりだいぶ劣る」と心配げな既婚男性もいます。

そのお母さんによると、幼稚園のママ友に「小学校入学までに、おちんちんが○○センチ以上になっていないといけないみたい」と聞かされたそうです。しかし、まったく無用の心配、そんな根拠のない噂話に惑わされてはいけません。

また、週刊誌を読んだという既婚男性は、奥さんとの性生活は「普通にできている」そうです。これまたご心配無用、「大きいほどいい」という、間違った〝常識〟を信じ込んでいるだけです。

子供ならちゃんとおしっこできる、大人なら奥さんや恋人と普通に性行為ができる、それならまず病気ではないといっていいでしょう。顔や身長などの姿形に違いがあるように、陰茎もさまざまな個性があって当然といえるかもしれません。

ただ、陰茎の大きさに関する病気もないわけではありません。

たとえば「マイクロペニス」と呼ばれる疾患があります。「短小」とか「小陰茎症」とも呼ばれるこれは、ペニスが女性のクリトリス程度しかない小ささです。

男性は思春期に男性ホルモンが分泌され、陰茎も大きくなるのが普通ですが、マイクロペニスはそのホルモンの作用がうまく働かなかったことによる発達障害で、先天奇形のひとつです。病的な小ささですから、性行為もできません。

ただし、このマイクロペニスはきわめてまれな疾患であり、単におちんちんが小さいからといっても、ほとんどの場合病的なものではありませんから、心配はいりません。

また、ペニスの小ささに関しては、「埋没陰茎」という疾患もあります。パッと見て「小さい」とわかるのですが、こちらの場合、陰茎自体は通常の大きさなのに、下腹部の脂肪が厚かったり、解剖学的特性のために陰茎が埋もれてしまったりしているわけです。

マイクロペニスは小さすぎる病気ですが、逆に「大きすぎる」症例もあるのです。陰茎の血のめぐりが悪くなり、うっ血して血管が詰まってしまうことがあります。そうすると、陰茎が腫れぼったくなり、尋常ではないサイズになってしまうのです。

これは血管腫やリンパ浮腫などによって、陰茎が巨大になる疾患です。「大きいことはいいことだ」どころか、本人にとっては悩みの種です。ただ、この病気もマイクロペニスと同様、非常にまれな症例です。ですから陰茎の大小に関しては、病的なものでないかぎり悩む必要はないといえるでしょう。

そうはいっても、陰茎の大きさはいつの世も男性にとって永遠のテーマのようで、そこにつけこむビジネスもあります。あとで述べますが、「あなたのペニスを大きく、たくましく！」などというキャッチコピーであおり、注射を何本も打って高額を取るという例もあります。

また、サプリメントも要注意です。私のクリニックに通う50代の患者さんが「先生、こんなもん、手に入れたんです」と自慢げに見せたものがあります。どこかの薬局で買ったのでしょうが、輸入品のサプリメントです。「ペニスが大きくなる」と言われて買ったらしいのですが、成分を読むと、合成テストステロンの名前が英語で書かれていました。

これは「アナボリックステロイド」と呼ばれるもので、自然な男性ホルモンのテストステロンをより強力な作用の物質に合成した、人工的な物質です。わかりやすくいえば、いわゆるスポーツの「ドーピング」などで使われる物質です。

「これ、飲んでるんですか？」と私が尋ねると、「はい。あそこが大きく元気になる、という効くいうんで」と患者さんはすっかり信じ込んでいるようです。たしかに、効くかもしれませんが、自分の体内でホルモンをつくる力が枯渇して、逆効果になってしまいかねません。

「輸入品の特効薬」といわれ、成分の説明もないまま買ってしまう。いまはそういう薬剤をインターネットで自由に入手することができますが、甚大な健康被害につながりかねません。男のコンプレックスを煽りつけ込む、そんなビジネスに引っかからないよう注意しましょう。

お母さんも気をつけたい、赤ちゃんのおちんちんの病気

男の子のおちんちんには、生まれつきの病気もあります。それが「尿道下裂」です。なにやら恐ろしそうな病名ですが、わりと多く見られる症例です。

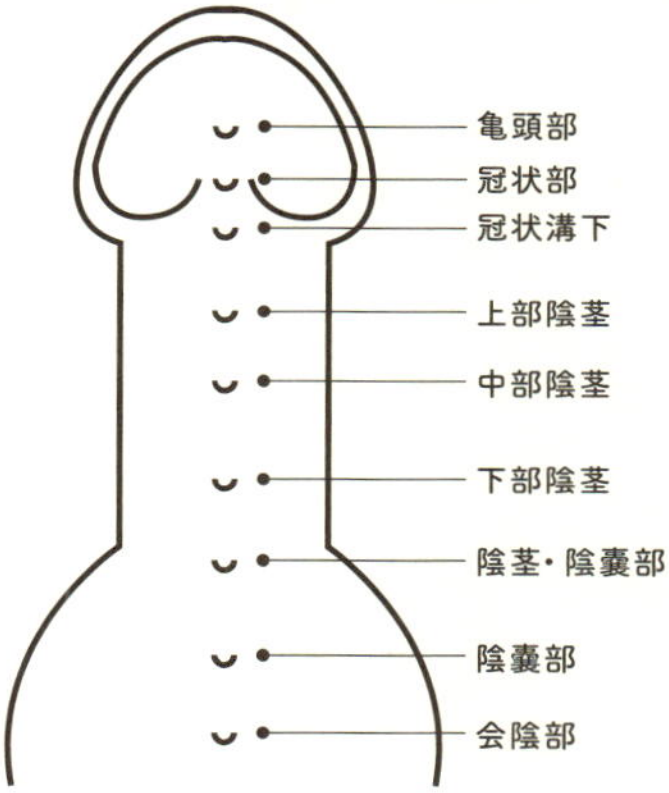

尿道というのは文字通り「尿の通り道」です。普通、尿道の出口はおちんちんの先端にありますが、尿道下裂の場合、出口がおちんちんの下の途中にあるのです（上図）。

そうなると、おしっこがまっすぐ飛びません。子供にそんな症状が見えたら、尿道下裂の可能性があり、診察を受けたほうがよいでしょう。尿道下裂の治療は手術になります。

赤ちゃんの生まれつきの病気として、「停留精巣」もあります。これは男児の先天性異常としては一番多い症例とされています。

精巣というのはタマタマ（きんたま）、つまり睾丸のことです。お母さん方は、赤ちゃんのおちんちんの大きさや形ばかりに目がいってしまいがちですが、おちんちんの下にある睾丸にも留意しましょう。

睾丸は将来の生殖機能に影響を及ぼしますので、その位置や大きさもとても大事なことなのです。通常は陰嚢（睾丸の入る袋）の中に入って産まれてきますが、きちんと入っていないのが「停留精巣」（停留睾丸）です。つまり、お腹の中に引っ込んだままの状態です。

この病気は乳児検診のときに発見されることが多いのですが、お母さんでも見つけることができます。赤ちゃんの陰嚢に触ってみて、コロコロした睾丸に触れない場合、停留精巣の可能性があります。ただ、乳幼児期の精巣は筋肉が過敏で、ちょっと触っただけでも動いてしまうことがありますので、何回か触っても睾丸に触れなければ、泌尿器科の専門医に相談しましょう。

現在のところ、停留精巣の正確な原因はわかっていません。しかし、胎児期の男性ホルモンへの胎児の反応になんらかの問題があったといわれています。

治療法は手術で、1〜2歳ころに行うのが通例です。というのも、生後12ヵ月くらいの間は、睾丸があるべき位置におさまる自然治癒があるからです。

診察で停留精巣を見つけた場合、手術適応症例については、できるだけすみやかに指導することにしています。

大人の包茎、放置すると怖い病気に

男性器に関する症状で最も相談の多いのが「包茎」です。包茎には、次ページの図に示した三つの症状があります。

包茎の問題は根が深く、幼少期から中高年期にいたるまで、広範な世代にわたっています。日本人は60％以上が仮性包茎ともいわれており、私のクリニックでも、生後1歳から70代まで包茎の相談があります。

成人の場合、真性包茎はまれで、ほとんどが仮性包茎です。仮性包茎の場合、排尿も普通にできますし、性行為のときも自分の手でむけば勃起しますから、もちろん行為は可能です。

包茎の三つの症状

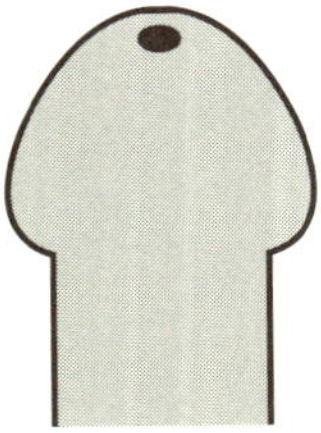

1 真性包茎

陰茎の亀頭部が包皮に包まれたままで、どうしても皮をむくことができない

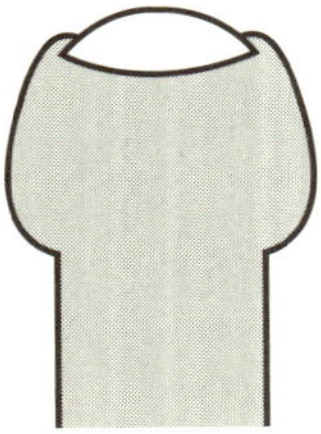

2 仮性包茎

通常は皮が亀頭をおおっているが、皮をむくことは一応できる

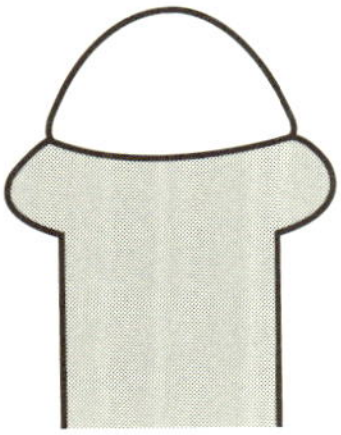

3 嵌《かん》頓《とん》包茎

包皮に狭くなっているところがあるため、勃起時や皮をめくるときに陰茎をしめつけてしまい、強い痛みと腫れが起こる

性感染症が疑われる症状

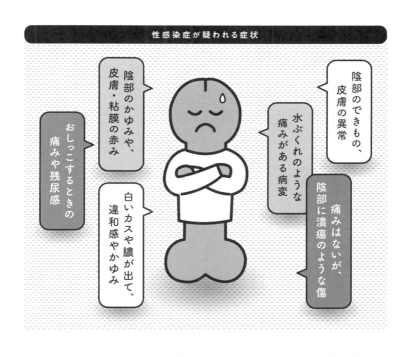

このように日常生活でとくに支障がないため、包茎に対して無頓着のまま放置する人が多いのですが、実はここに大きな問題があります。亀頭部が常に皮におおわれていますので、慢性的に恥垢などの汚れが溜まり、細菌やウイルスに感染しやすいのです。そのため、炎症を起こしたり、嫌な臭いを発したりしますが、最も怖いのが性感染症です。

たとえば、上記の図に列挙したような症状が出たら、注意が必要です。

これらはクラミジア尿道炎や淋

病、梅毒、エイズ（ＨＩＶ感染症）などで発する症状です。性感染症自体の説明は第5章で詳しくお話ししますが、仮性包茎でこれらの症状がある人は、ぜひ専門医の診察を受けるようお勧めします。

もちろん、包茎でない人も性感染症にかかりますが、包茎の場合、何倍も罹患率が高いのです。実際、ＷＨＯ（世界保健機関）は「ＨＩＶの感染率を下げるため、適切な仮性包茎の治療を」と呼びかけています。

性感染症は奥さんや恋人も巻き込んでしまい、悲劇を招きます。そうならないためにも、「常に男性器を清潔にしておく」ことが、男子たるものの心得ではないでしょうか。参考までにいえば、私自身は手洗い・うがいと同じような感覚で日常的に男性器を洗うことを心がけています。

性感染症のほかにも、仮性包茎に関連する病気として「陰茎がん」があります。これは陰茎の皮膚から発生するがんで、60～70代に多いものです。日本では近年減っているため、見過ごされがちな病気ですが、やはり留意する必要があります。

この陰茎がんの発生要因について、重要視されているのが包茎です。因果関係が証明されているわけではありませんが、包皮内の恥垢による慢性炎症が、発がんに関連していると推定されています。

症状としては、皮をかぶった亀頭部内におできとして発症しますので、外からは気づきにくいのです。進行すると、痛みや出血があります。表面がゴツゴツした塊のようなものを見つけた場合、専門医に相談するのがよいでしょう。

このように性感染症や陰茎がんなど、怖い病気にかかりやすいのが仮性包茎です。それを予防するには、包茎の状態をなくす、つまり包茎手術が一番なのです。

包茎手術で注意すべき問題例も

包茎手術そのものは、とくに難しい技術を要するものではありませんが、医師によってかなり違いがあるというのが実情です。

割礼という言葉をお聞きになったことがあると思います。宗教的な行為として、子供の包茎を幼少期に強制的に治す処置です。かなり乱暴な処置のようで、感染や出血の合併症も多いようです。

宗教的な意味合いもあって必要とされる処置なのでしょうが、その割礼と同じようなやり方をするドクターもいまだにいるようです。「むけばいい」という考えですから、患者さんは傷だらけになってしまい、炎症で癒着してよけいひどくなったりします。

むいて終わりというのではなく、きれいに皮を取り癒着を起こさせない、さらに怖いとか痛いというトラウマを持たせない包茎への処置が大事です。そのためには、ていねいな診療や処置をする専門医にかかることがなによりです。幼児に対して、必要以上の外科処置はするべきではないでしょう。

一方、成人の包茎手術にもさまざまな問題症例もあります。プロローグでも触れましたが、もう少し詳しく述べましょう。

20代半ばのある患者さんが、私のクリニックへ相談に訪れてきました。訪れたというより、駆け込んできたと言ったほうがよいかもしれません。話を聞くと、こうです。

彼は以前つき合った女性から、「あんたのあそこ、短小のうえ皮かぶり、男として情けない」とからかわれたことがあり、コンプレックスを抱いていました。そんなとき、男性週刊誌の記事で、「包茎手術10万円ポッキリ」という記事を読み、東京のクリニックを受診しました。10万円というのは、包茎手術としてはたしかに安いといえますが、それは〝基本料金〟にすぎなかったのです。

記事をうのみにした彼は、言われるままに手術を受けました。手術は20分程度で終わり、たしかに皮は取れていましたが、キノコのシメジのような状態になってしまい、さらに勃起時に突っ張って伸びにくくなりました。乱暴なやり方で、過剰に包皮を取り過ぎたせいです。

しかし、担当したドクターは、「ちゃんとむけているから、包茎手術の目標はかなったでしょ?」という態度だったそうです。おまけにドクターは、「あなたのペニスは小さいから、大きくするための治療をしたほうがいいですよ」と勧めてきました。日頃からコンプレックスを抱いていた患者さんは、「お願いします」と答えました。

ドクターがどんな治療をしたかというと、ヒアルロン酸注射を何本か亀頭部に打つことでした。結果、陰茎が腫れて変形しましたが、大きくなったように見えないこともなく、患者さんは「これでいいのだろうか」と不安に駆られました。そんな彼は、手術が終わって見せられた請求書に唖然としました。

包茎手術用の麻酔費用とか縫合費用とか、よくわからない項目がいくつも加算され、1

00万円を超えていたのです。さらにヒアルロン酸注射の単価が10万円、合計180万円にも達しています。「10万円ポッキリ」を信じていた患者さんは、そんな多額のお金を用意していません。結果、180万円のローンを組まされてしまいました。

これだけでも問題ですが、患者さんにとっての悲劇は、過剰な手術と亀頭部注射によって性感の低下と、亀頭の変形が生じたことです。性感が低下すれば感覚が鈍くなってしまい、性行為で快感を得られませんから、これは深刻な合併症です。

その結果、私のクリニックへ駆け込んできたわけです。話を聞けば聞くほど気の毒になりました。100万円を超える包茎治療費も論外ですが、書類には「ヒアルロン酸注射費」という項目もありました。これも問題です。

美容系や皮膚科系のクリニックで、ヒアルロン酸注射が非常に高額な費用で行われているという噂は、前から耳に入っていました。この本を書くにあたって実情を知りたいと思い、仕入れ業者さんに卸値を確認したのですが、「2・5cc入りのアンプル10本で2874円」という回答です。それが治療現場では実に「1cc5万〜6万」。

濃度などに多少の差があるにしても、原価に比べるとかなり高額なことに呆然としてしまいました。医者の私も知らなかったのですから、一般の方はほとんどご存知ないでしょう。いくら高額であろうと、希望通りの治療結果が得られればいいと考える方もおられるでしょうが、ここで述べたような悲惨な結果を招くこともあるのです。自分の恥をさらすことをためらい、泣き寝入りしている人たちも少なくないはずです。

過剰な宣伝広告に惑わされないで

いま述べたような包茎手術をめぐる悪質な医療行為は、散発的ながらほかにも見られるようです。なぜそんなことがまかり通るのか、不思議に思われるかもしれません。問題は日本の医療制度にあるのです。

みなさんは「保険医」という言葉をご存知でしょうか。保険医登録という厳しい規制のもと、認可を受けて診療を行っているのが保険医です。他方、保険医登録を受けず、自由診療だけを行っているクリニックもあります。

この自由診療は保健医療の縛りがありませんから、広告宣伝に関しても規制が非常にゆるいのが実情です。たとえば、ネット上で「包茎治療のお勧めランキング」といったサイトをつくり、自分のクリニックへ誘導するという例もあるようです。

厚生労働省も注意喚起を呼びかけていますが、一般の方はなかなか見抜けません。IT時代のいま、患者さんのコンプレックスにつけこんだ、過剰な広告宣伝に惑わされないように気をつける必要があります。それには、受診するクリニックが保険医かどうかを知ることも、ひとつの判断材料になるでしょう。

おしっこの〝前〟にも手を洗おう

子供の包茎についても、さまざまな問題があります。

ある若いお母さんが、生後半年の赤ちゃんのおちんちんの皮をむいていたという事例をプロローグで紹介しました。医学的根拠のないネット情報に振り回された結果のことですが、お母さんの心情、「子供のおちんちんにバイ菌が溜まってはいけない」という気持ちはよくわかりますし、皮をかぶったままの包茎が細菌感染しやすいというのは正解でもあるのです。

前にも述べたように、包茎状態ですと恥垢や包皮に溜まった尿などによって炎症を起こすことがあります。さらに細菌感染によって包皮や亀頭部が赤く腫れ、おしっこするときに痛みが出ます。進行すると化膿して、パンツに膿がついたりします。これは「亀頭包皮炎」とよばれる病気で、男の子では珍しい病気ではありません。

個人差はありますが、男児が自分の性器に関心を持つようになるのは、小学校入学前後といわれています。このころの男児は、もちろん包茎です。一人でいるときなど、自分のものをいじったりしますが、それは子供の成長過程ではごく自然な行動です。

なんにでも興味を示すこの年ごろの子供は、砂場で遊び転げたり、わざわざ泥んこに手を突っ込んだりします。泥だらけになって帰宅した子供に、お母さんはみな「ちゃんと手を洗って、うがいしなさい」と言います。また、子供がトイレから出てくると、やはり「手を洗って」と言いますよね。それでいいのですが、泌尿器科医としての私からすれば、トイレに入る〝前〟にも、「よく手を洗って」と言ってほしいのです。

先ほど指摘したように、包茎状態は細菌感染しやすいのですが、それに加えて、汚い手でおちんちんに触ることは感心できません。お母さんたちには、「おちんちんは、いつもきれいにしておくのよ」と子供に教えてほしいものですが、なかなかこうは言えないお母さんも多いのが実際です。

赤ちゃんのときはともかく、お子さんが少し育ち、男のシンボルもそれらしくなってくると、「女の私には、よくわからない」と敬遠しがちなお母さんたちもいます。包茎についても、そういうお母さんは、いつか自然にむけてくるくらいにしか捉えていないようです。そんなお母さんたちに、私は常にこうアドバイスすることにしています。

「おちんちんのことはタブーでもなんでもないんです。おちんちんをむいて清潔にすることは、男の子の義務なんですよ。幼稚園児のころから自分でむけるように、お母さんがトレーニングさせてください。親がやるのではなく、自分でむけるように言葉で言ってあげるのが親の役割なんです」

こんなこと、幼稚園はもちろん小学校でも教えてくれません。幼いころから、常におちんちんを清潔に保つということの大切さを教えてあげられるのは親だけです。

思春期の包茎、お父さんの出番ですよ

子供の包茎手術についても、お話ししておきましょう。

先ほど述べたように、幼稚園児くらいのころに、自分でおちんちんをむく練習を始めるようにお母さんが言ってあげることが大切なのですが、これは幼いお子さんにとってはな

かなか難しいことです。むいているとき痛みが出たりして、怖くなってしまいます。

そこでお母さんは子供を連れて泌尿器科を訪れます。クリニックによっては「じゃ、手術で取りましょう」となるのですが、細かな配慮に欠けたドクターですと、乱暴な処置をすることもあるようです。これはお子さんに苦痛を与えるだけでなく、癒着や炎症を起こし、かえって症状が悪化することも少なくありません。

私のクリニックでは、幼い患者さんが苦痛や恐怖を感じないことに最大限の配慮をしています。そのため、どうしても必要な症例を除いて手術は避け、軽症から中程度の場合、通院での指導処置や、自宅での外用薬の処置を行っています。それによってほとんどの症例で包茎の改善治癒が見られます。

ただ、小学校高学年から中学生くらいになってくると、事態が少し複雑化します。ある事例をご紹介しましょう。

40代半ばのお父さんが、中学2年生の息子さんを連れてクリニックへ相談に訪れました。お父さんによると、一緒に風呂に入っていたとき、子供のおちんちんが完全な皮かぶり状態なのに気づき、来院したそうです。

中学生ともなると男性ホルモンの分泌が活発になり、性機能の成長期を迎えます。当然、陰茎も大きくなり、陰毛も生えてきます。思春期のこの年頃では、もうお母さんの手にあまるものです。息子さんはお母さんと一緒に風呂に入ることはもちろん、おちんちんの話題を受けつけません。

そうなると、同じ男性であるお父さんの出番です。来院したお父さんは、久しぶりに一緒に入った風呂でお子さんの包茎に気づき、嫌がる子供を説得し、来院したわけです。

診察室での息子さんは、初めはふてくされるようにそっぽを向いていましたが、私がやさしく問いかけるうち、ぽつぽつと打ち明けてくれました。

小学校5年生のとき、クラスのガキ大将が息子さんをふくむ同級生たち4、5人を集めて、おちんちんの見せ合いを命令したそうです。ニキビだらけで体も大きいガキ大将は、おちんちんも大人並みに大きく、むけて堂々としていました。ほかの同級生たちも、ほぼ完全にむけていたり、半むけになっていたりの状態ですが、息子さんだけは赤ちゃんのような皮かぶりでした。

「なんや、お前。男として恥ずかしくないんか。オレがむいたるわ」

そう言ったガキ大将は、いきなり息子さんのおちんちんをつかみ、むりやり皮をむき始めました。飛び上がるほど痛く、恐怖も感じた息子さんは、泣きながらその場から逃げ出したそうです。

この〝事件〟がトラウマになり、息子さんは包茎コンプレックスを抱え込んでしまいました。私立中学へ進んだことで、件のガキ大将とは学校が別々になりましたが、コンプレックスは容易には消えません。

ひとり自分の部屋でおちんちんを出し、恐る恐るむこうとするのですが、その度に痛みと恐怖の記憶がフラッシュバックのように甦ってきて、途中でやめてしまうということを繰り返していました。そんなとき、風呂で父親に見つけられたわけです。

息子さんの話を聞いた私は、「つらい経験だったね。だけど、もう大丈夫。先生が治してあげる。痛くないようていねいにやってあげるから、心配いらないよ」――笑顔でそう言うと、まだ緊張気味の息子さんも少し笑顔になりました。

治療はうまくいき、経過もきわめて順調でした。その後の検診でも、経過はきわめて順調でした。術後の検診は父親の付き添いなし、息子さん一人で来院しました。きれいに皮が取れた息子さんに、私はこう言いました。

「これからも、おちんちんはいつも清潔にしとかなあかんよ。それが将来のキミのお嫁さんに対するマナーでもあるんだよ。そしてキミに男の子が生まれたら、その子のおちんちんにもちゃんと気をつけてあげてな」

彼ははにかみながらも、笑顔でうなずいてくれました。なにか大人への旅立ちを手助けしてあげたような気分になったものでした。

第 2 章

子供ができない！男の責任かも？

—— 男性不妊症

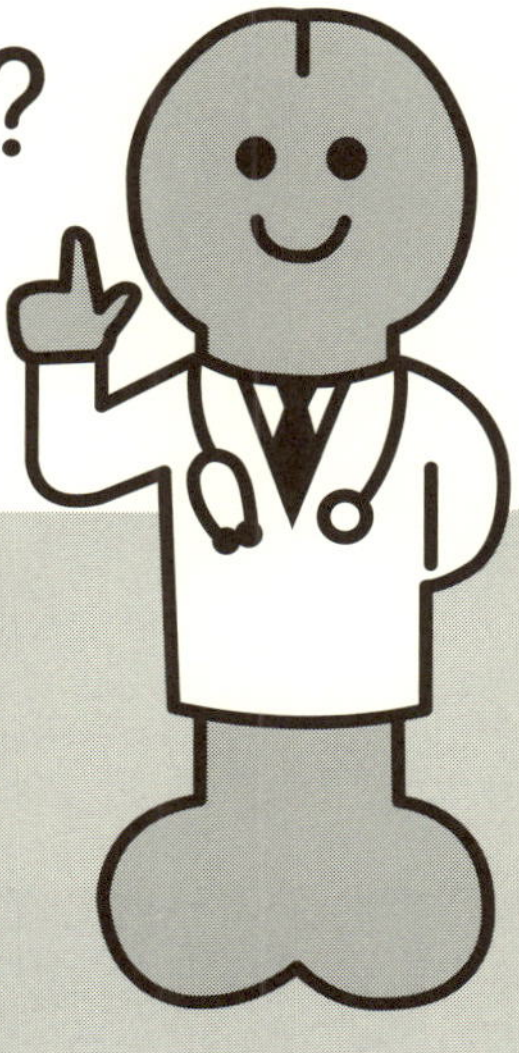

男性不妊症をめぐる病気マップ

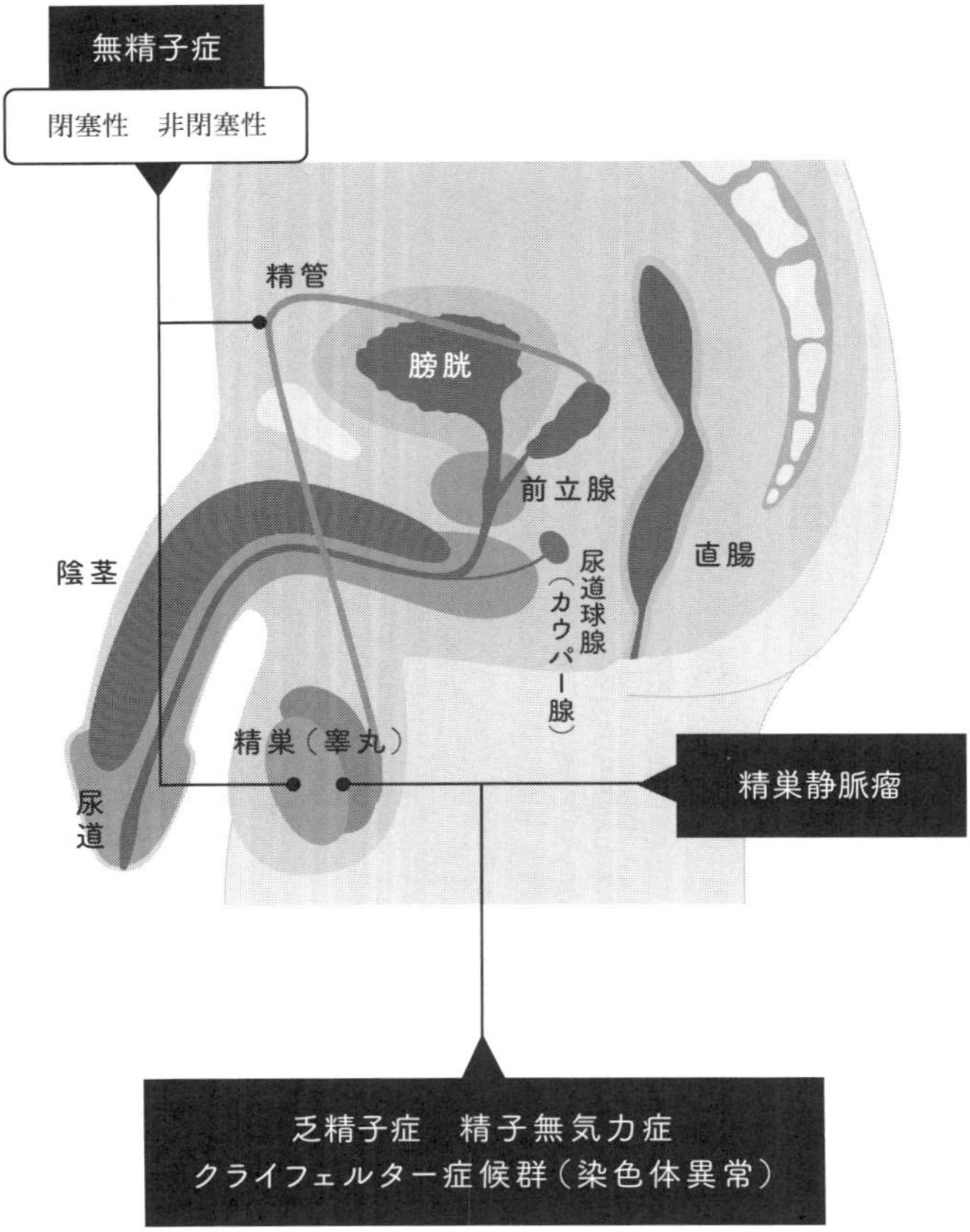

新婚カップルの8組に1組が不妊症

毎日のように「少子化」という言葉を新聞やテレビで見聞きしますね。毎年発表される出生率も、年々下がっていく一方です。

わが国の出生率は1960年代半ばをピークに下り坂の一途、少子化・人口減少は先進国共通の傾向のようですが、日本はとくに目立っています。このままいけば、いったいどうなるのでしょうか。「いずれ日本は、限界集落ならぬ限界国家になる」という、なんとも気の滅入るような予測を口にする評論家もいるほどです。

少子化の要因として、男女の非婚化、晩婚化などもありますが、「不妊症」の問題もこれに大きく影響しています。結婚して普通に性生活を送っているのに妊娠しない、それが不妊症ですが、現在「新婚カップル8組に1組」、日本全体で150万組もいる計算になります。

これは大変な問題です。行政も医学界も腰を上げ、いろんな対策を講じてはいますが、なかなか成果があがっていないというのが実情です。たとえば日本不妊学会。数年前までは不妊症の定義を「結婚後2年経っても子供ができない場合」としていましたが、現在は「1年」に短縮しています。1年経っても妊娠しなければ「不妊治療を」と呼びかけているわけです。

啓蒙の意味もあり、そう呼びかけているのですが、それでもあまり成果があがっていません。なぜでしょうか？　不妊治療といえば、以前はもっぱら女性を対象にしていたからです。「妊娠しないのは、女性に問題があるからだ」という考え方で、これは年配の方などのなかには今も根強く残っています。

しかし現在のところ、不妊の原因は「男女半々」ということがわかっているのです。

私は研修医時代からずっと、不妊治療の現場に立ってきましたが、その経験からすると、「半々どころか、男性側に6割の原因」というのが実感です。それをなんとかしたいという思いもあり、「まえがき」でも述べたようにクリニックの診療科表示に「泌尿器科・男性不妊症」と掲げたわけです。

当クリニックには、不妊症に悩む多くの患者さんが訪れますが、しかし、男性不妊症が病名として一般に定着しているかといえば、まだまだです。男としての沽券に関わるという思いがあるのでしょうか、「子供ができないのは妻のせいだ」という昔ながらの考え方から抜けきれていないご主人が多いようです。

そういう男性諸氏に、「いや、問題はあなたのほうにあるかもしれません。とにかく調べたほうがいいですよ」と言いたいのです。実際、「無精子症」をはじめ、男性側に本当の原因があったという例は、もう日常茶飯といっていいくらい見られます。

この第2章では、そういう症例を紹介したいと思います。いうまでもなく妊娠は、「命」や「家族」につながる重たいテーマです。生殖医療の現場にいると、男性不妊症をめぐって実にさまざまな人間模様を目にします。それらも交えながらお話ししていきましょう。

「無精子症」が判明した夫婦の対応は？

ある30代のご夫婦がクリニックへ相談に訪れました。大阪住まいで、会社員のご主人は34歳、2歳下の奥さんは専業主婦です。

6年前に結婚、当初は共働きでしたが、「早く子供がほしい」ということで奥さんは仕事を辞めましたが、いっこうに妊娠しません。もちろん、性生活は普通に送っていました。

妊娠の気配がないことに焦った奥さんは、大阪の婦人科クリニックを受診、「とくに異常はない」という診断を受けましたが、じゃ、なぜとよけい悩みが募るばかりです。大きな病院の婦人科で不妊治療を受けたものの、やはり効果なし。「うちら、一生、子供できないのやろか」と嘆く奥さんに、ご主人は「子供はさずかりもんや。そのうちできるやろ」と楽観的に答えていたそうです。

ある日、奥さんが「あなたも検査を受けてみて」と言い出しました。本やネットでいろいろ調べた彼女は、不妊の原因のひとつとして「男性の精子に問題がある」ということを知ったわけです。言われたご主人は「オレはこんなに元気や。問題なんかないやろ」と、憮然とした表情で答えましたが、奥さんの真剣さに押し切られ、京都の私のクリニックへ訪れたわけです。

あとで述べますが、男性不妊症にはさまざまな検査があります。そのなかで一番大事なのが「精液検査」です。これによって、男性不妊症かどうかが確実にわかります。その検査の結果、ご主人は「無精子症」であることが判明しました。

私がそれを告げたとたん、奥さんは「いやぁ！」と叫んだかと思うと、涙をボロボロ流し、号泣し始めました。ご主人のほうは呆然としたままです。「無精子症でも治療法はありますから、妊娠の可能性がないわけじゃないんですよ」――私がそう説明しても、奥さんの涙は止まりません。その涙にうろたえながら、ご主人は「そうですよね、先生？　子供ができないけやないんですよね？」と何度も確認します。

こういう場面に、私はよく出くわします。そのつど、「こんなときこそ、男の真価が問われる。さらには夫婦の価値観が問われる」と思わされるものです。

自然妊娠が難しい無精子症と判明したあと、夫婦によって対応はさまざまです。二人で頑張って治療に取り組もうというカップルもいれば、離婚してしまう夫婦もいます。あるいは、たとえ子供がいなくても、夫婦でハッピーな人生を歩めればそれでいいと考えるカップルもいるのです。

それぞれの価値観の違いであり、どれが正しくてどれが間違っているとは言えないでしょう。医師としての私も、そこにはあえて踏み込まず、いくつかの治療法を客観的に説明し、患者さんの判断に委ねるというスタンスを取ることにしています。

そのご夫婦が選んだのは、「二人で頑張って治療をしてみよう」という道でした。ショックのあまり号泣した奥さんは、ご主人に肩を抱きかかえられてクリニックをあとにしましたが、1週間後、二人そろって再び来院されました。「先生、どうかよろしくお願いします」と頭を下げるご主人の手を握った奥さんは、さらに深々と頭を下げていました。

このご主人の場合、顕微鏡下の精子採取手術を行い、ごく少数の精子を採取することができました。その結果、顕微授精によって、無事に妊娠・出産にいたったのです。無精子症でも諦めなかったお二人の努力の賜物でしょう。

男性不妊症には、精液検査が最重要！

不妊の原因として、前に述べたように男性にも女性にも同じ割合で問題があると考えてください。

男性不妊症が疑われる場合、まずは検査が必要となります。ほかのさまざまな病気や生活習慣などによって男性不妊症が引き起こされていることもあり、多角的検査を行います。超音波検査（エコー検査）、血液検査、ＭＲＩ検査などですが、一番重要なのが「精液検査」です。

これは患者さんに専用容器を渡し、自宅で採取していただいた精液を調べるものです。

通常、顕微鏡によって精液の量や運動率を調べますが、当クリニックでは精密検査用として最新の精子特性分析装置を導入しており、顕微鏡では見ることができない平均精子速度や運動精子濃度など、より詳細なデータを得ることができます。

精液検査の結果判断について、WHO基準（2018年時＝次ページの表）では、精子濃度1500万／mℓ未満は「乏精子症」、運動率40％未満は「無力精子症」とされています。乏精子症は精子の数が少ない、無力精子症は精子の運動が悪いことを意味します。ただし、この基準はあくまで最低限のレベルと考えるべきです。この数値を満たしているから容易に自然妊娠できるとは言い切れません。

乏精子症や無力精子症はおよそ80人に1人の割合でいます。モニターを見て、自分の精子数の少なさや動きの悪さにがく然とする患者さんが多いのですが、もっと厳しいのが「無精子症」で、精子がまったくない症例です。先ほどのカップルの場合がそうですが、この無精子症もとくに珍しいわけではなく、100人に1人います。

無精子症には、二つの種類があります。「閉塞性無精子症」と「非閉塞性無精子症」です。閉塞性は、精巣（睾丸）内で精子はつくられているものの、精子の通路が塞がっていて、精子がまったく出てこない状態です。通路の閉塞をなくす手術や、精巣から直接精子を回収し、顕微授精することで妊娠できる可能性があります。

もう一方の非閉塞性には三つのパターンがあります。①精巣内でわずかに精子がつくら

WHO基準・精液検査の正常値

検査	
検査項目	**下限基準値**
精液量	1.5ml以上
精子濃度	1,500万/ml以上
総精子数	3.900万/射精以上
前進運動率	32%以上
総運動率	40%以上
正常精子形態率	4%以上
白血球数	100万/ml未満

診断	
診断名	**基準**
正常精液	全検査項目の基準を満たす
乏精子症	精子濃度が1,500万/ml未満
精子無力症	精子総運動率が40%未満、もしくは直進精子率が32%未満
奇形精子症	正常形態精子が4%未満
無精子症	精液中に精子が存在しない
無精液症	精液が射出されない

＊この基準はあくまでも正常最低限を示すものであり、
妊娠のしやすさのためには、実際にはより良好な数値が求められることもあります

正常精液

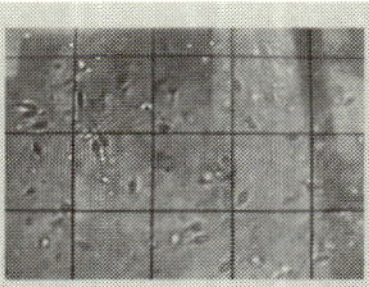

乏精子症

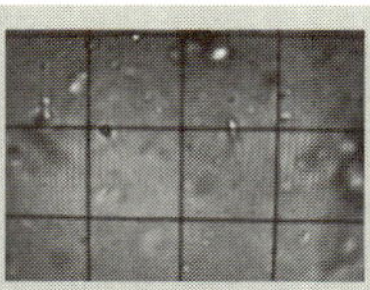

＊精液検査は動きそのものを新鮮な検体で確認する必要があります。
したがって、本来は動画で確認しなければなりません

れている場合、②精子がつくられる過程で成熟が止まっている場合、③まったくつくられていない場合です。①②の場合は、精子をつくるホルモンの注射や、精巣から直接精子を回収、顕微授精することで妊娠できる可能性があります。

無精子症の原因としては、生まれつきの場合もありますが、二次的なものもあり、精巣上体炎による精子の閉塞や、抗がん剤や放射線治療などの後遺症で精子がつくられなくなる場合もあります。また、無精子症患者さんの一部には、「クラインフェルター症候群」という病気の人もいます。これは性染色体の異常によるものです。

余談めきますが、20年近く前、私はきわめて珍しい男性不妊症の患者さんに出会ったことがあります。男性ホルモンが非常に少なく、精子もゼロという状態でしたが、原因がわかりません。調べに調べた結果、脳（視床下部）のホルモン1個の分泌だけが欠損していることに気づきました。そのホルモン異常によって無精子症になっていたのです。

それから1年半にわたり、週1回のホルモン治療を続けた結果、精子がちゃんと出るようになりました。さらに奥さんは自然妊娠で3人子供さんを授かったのです。ほとんど前例のない症例でしたので、私は厚生労働省と何度も手紙をやりとりし、書類をまとめたりして、ようやく難病指定にこぎつけたものでした。

ブライダルチェックで「無精子症」が判明し……

無精子症の治療はかなり難しく、症例によって治るものもあれば、治らないものもあるというのが実情です。しかし、いま挙げたような事例もあるのですから、最初から諦めることはないと思いますし、可能性がある限り、医師として私も全力でサポートします。

後日談ですが、診察室で奥さんが号泣したカップルは、みごとに無精子症を克服しました。ご夫婦が女の赤ちゃんを抱いてクリニックを訪れてきたのは、2年後でした。二人とも満面の笑顔です。「ほんとうにありがとうございます」と、何度も何度も頭を下げられました。医師にとってこれは至福のときそのものです。

そんなうれしい出来事の反面、気がかりな事例もあります。30歳の同い年のカップルがブライダルチェックのため、受診しました。このブライダルチェックというのは、いわば婚前診断、結婚前に男性が自分自身やパートナーの安心のために精液検査を受けるもの。

精液検査が少しずつ知られるようになり、ブライダルチェックを受ける若い人たちも増えてきました。現在では、ネットで検査を受けることもできるようになっています。便利ではありますが、ネット検査の場合、精液が新鮮でないこともあり、正確な診断を得るには、やはり病院やクリニックで受診するのがいいでしょう。

さて、30歳同士のカップルは職場恋愛で、2ヵ月後に挙式が予定されていました。新居探しなどの結婚準備に追われるという一番幸せな日々でしたが、ひとつだけ心配事が……。

彼女は一人娘ですが、両親がすでに高齢者で、孫の誕生を待ち望んでいたのです。婚約者の彼が訪ねてくるたび口にするのは、「一日も早く、孫の顔を見せてくださいよ」です。彼もその気持ちはよく理解でき、「ハネムーンベビーを期待してください」と、笑顔で答えていたそうです。

彼女のほうは「そんな安請け合いして、大丈夫？」と、半ば茶化すように言っていました。そこで彼が「キミとご両親を安心させるため、ブライダルチェックを受ける」となったのです。いたって健康な彼ですから、彼女はそんな検査までしなくてもという気持ちでしたが、その提案は婚約者の愛情表現と思い、二人してクリニックを訪れたわけです。

結果は、無精子症でした。それを聞いた二人とも、ポカンとした表情です。やがて彼が「無精子って、ほんとに間違いないんですか？」と、詰め寄るような口調で言いました。「精密検査の結果ですから、残念ながら、間違いはありません」――私がそう答えると、二人はガクンと肩を落とし、うつむきました。

いくつかの治療法があり、妊娠の可能性はありますと説明する間、二人は無言、彼は彼女のほうに時折り視線をやっていました。彼女は拳を握った手を膝上に置いたまま、肩を震わせ、そのうち涙をこぼし始めました。先のご夫婦の奥さんのような号泣ではなく、声も立てずにシクシク泣くのです。そして、不意に立ち上がったかと思うと、そのまま診察室から出ていきました。「ちょ、ちょっと」と呼びかける彼のほうを見向きもしません。

あとでクリニックの受付スタッフに聞いたところによると、彼女は両手で顔をおおったまま、出て行ったそうです。残された彼のほうは、会計をする間、「なんで、なんで……」とつぶやくばかりだったということです。

その後、二人がクリニックを訪れることはありませんでした。彼らがどんな選択をしたのか……。どんな選択であろうと、前向きに歩んでほしいと願うしかありません。

診察室に両家6人、あわや修羅場に……

生殖医療の現場では、ほんとうにさまざまな人間模様が展開されます。出産という生命の誕生をめぐることですから、どなたも外では口にしない本音を吐露するものです。

医師の私は医学的事実だけを述べ、あとは見守るしかありません。だれが良くて、だれが悪いという判定などできる立場にはないのですが、目の前で展開される人間模様に動揺を受けることもあります。

ご主人42歳、奥さん38歳のカップルの例です。ご主人は老舗呉服店の長男、跡取り息子です。結婚後10年経っても子供を授かりませんでした。ご主人の両親は高齢者で、稼業が末永く続くためにも、なんとしても孫がほしいと切望していました。

先に、不妊の場合、周囲は女性側に問題があると思いがちで、とくに年配の方ほどその考え方が根強く残っていると述べましたが、ご主人の両親は、まさにその典型でした。

みなさんは「うまずめ」という言葉をご存知でしょうか？　「石女」あるいは「不生女」と書き、江戸時代以前からあった言葉です。子供を出産できない妻をそう呼び、責めていました。責められる妻は耐えがたく、「うまずめ地獄」という言葉もあったそうです。

嫁いで3年経っても子供ができなければ離縁されてもしかたない、そんなあまりに差別的な〝常識〟が、明治時代はおろか、昭和の戦前までまかり通っていたのです。当時はもちろん、精液検査など発想自体がなく、一方的に責められる妻自身も、「悪いのは私のほう」と信じていたわけです。

呉服店長男の奥さんは、ご主人の両親に追い立てられるように、あちこちの病院の婦人科にかかりましたが、不妊の原因はわからずじまい。苛立つ両親は、「離縁し、新しい嫁を」とまでは言わなかったようですが、私のクリニックを訪れたときは、まさにそれを口にしそうな雰囲気でした。

クリニックには、長男夫婦だけでなく、それぞれの両親も同席、計6人です。検査の結果が出るまで、ご主人の父親は「長男に子供ができなければ、何代も続いた店を継ぐものがいなくなる。どうやって責任を取るつもりだ」と、息子の嫁さんを責めるばかりです。聞いている私も嫁さんが可哀想になるほどでしたが、彼女も彼女の両親も、ただうなだれていました。結婚10年、38歳という妊娠率がグンと下がる年齢ですから、責められてもしかたないと思っていたのかもしれません。長男の父親はなおも言い募ります。

「だいたい、男の精液を調べるとはなにごとだ。妊娠しないのは女の側に問題があるのは、昔から決まっていることだ」

黙って聞いていた私も、さすがにあまりだと感じ、「いえ、そんなことはありませんよ」そう言いかけたのですが、火に油を注ぐわけにいかず、なんとか思いとどまりました。

検査の結果が出ました。無精子症ではありませんでしたが、精子の濃度（数）も、運動率（質）も基準よりかなり低い数値です。これでは、いままで自然妊娠しなかったとしても不思議ではありません。

そう説明すると、診察室の空気が一変しました。最初、6人全員が黙り込みましたが、やがてお嫁さんの両親が顔をあげ、母親がこう言いました。

「検査をしてよかったじゃないですか。少なくとも、うちの娘が悪いんじゃないとわかったんですからね」

控えめな言い方ですが、これまで散々娘が責められてきたことに対する思いがこもったような口調でした。それを聞いたご主人の母親は、「濃度とか運動率とか、そんなもので本当のことがわかるんでしょうか」と切り口上です。

売り言葉に買い言葉、あわや険悪な修羅場になりそうでしたが、それを押しとどめたのは、双方の父親でした。「要は、ちゃんと子供ができるかどうかだ」とご主人の父親が言い、奥さんの父親も「そうです、そうです」とうなずきます。ここで私の出番です。

より詳細な検査の結果、この患者さんの精子が少なかったのは、「精巣静脈瘤」と呼ばれる精巣の静脈の逆流が原因でした。さっそく当院で手術を行い、3ヵ月後には見違えるほど精子の所見が改善し、自然に妊娠されたのです。

そして無事に出産。赤ちゃんを抱いた奥さんをはじめ6人がお礼に訪れました。前回の険悪な雰囲気がウソのように全員が満面の笑顔で、「ありがとうございました」と何度も頭を下げられました。医者として一番うれしい瞬間です。

顕微授精のあと、自然に第二子、第三子が……

日本は、不妊治療を行っている医療機関の数は世界でもトップクラスです。それなのに、「日本女性の妊娠率は、世界で最低に近い」というデータがあります。驚きですよね？

これはいったいなぜでしょうか。

答えは簡単です。真摯に不妊治療を行う病院やクリニックがある一方で、ただ漫然と、的外れな治療を繰り返しているところもたくさんあるからです。医療機関によって意識や技術の差にかなりの開きがあるというのが実情です。極端に言えば、少年野球とプロ野球ほどの違いがあるのです。ですから、治療にあたっては、お金と時間を無駄にしないためにも、病院・クリニック選びが大切なのです。

不妊症によって自然妊娠が難しい場合、生殖補助医療があり、これには「人工授精」「体外受精」「顕微授精」の三つがあります。これらのうち、とくに体外受精や顕微授精の技術レベルにおいては、施設間に大きな差があるというのが日本の現状です。

生殖補助医療は、通常は産婦人科で行いますが、最近では生殖医療センターなどの名称もよく聞かれます。当クリニックでは、全幅の信頼をおいている産科クリニックを患者さんに紹介しています。そこでは、精子の取り扱いや凍結保存について厳密な管理を実施しており、技術レベルも優れているため妊娠率も高くなっています。

男性不妊症に悩むカップルにとっては福音ともいうべき生殖補助医療ですが、思いもよらない余波を及ぼすこともあるのです。少し横道にそれますが、あるカップルの例をお話ししましょう。

ご主人43歳、奥さん28歳という、いわゆる〝歳の差カップル〟です。ご主人の熱烈なプロポーズで結婚したそうですが、3年経っても子宝に恵まれません。「自分の歳のせいでは」と悩んだご主人が一人でクリニックを訪れました。検査の結果、無精子症に近い乏精子症でした。

なんとか精子の数を増やすべく私も手を尽くしましたが、なかなか改善しません。そのうち自分の年齢に焦ったご主人が、奥さんにも打ち明けたうえで顕微授精を希望されました。こちらもスムーズにはいきませんでしたが、ようやく待望の赤ちゃんが誕生しました。ここまではいいのですが、そのあとが問題です。数年のうちに奥さんが第二子、第三子と出産したのです。それも自然妊娠によってです。

3人の子供の父親になったのですからめでたい話のはずですが、疑念を抱いたご主人がクリニックを訪ねてきて、こう言うのです。

「私のような場合でも、家内は自然妊娠ができるのか、診断書を書いてほしい」

困りましたが、切羽詰まったようなご主人の依頼を断るわけにもいかず、再検査しました。その結果、「自然妊娠の可能性は限りなくゼロに近い」という結論でした。医師として客観的事実を記すしかありません。

診断書を手にしたご主人は、無言のままクリニックをあとにしました。その後、連絡がないままです。

生殖補助医療をめぐっては、第三者の精子提供の問題や代理母出産など、さまざまな倫理的に難しい側面があります。私はクリニックでの診療のかたわら、ある大学の看護学部で講師を務めていますが、その講義テーマのひとつが「生殖医療と生命倫理」。生命の誕生にかかわるテーマは、容易に答えを出せない難問だらけ、それが正直な実感です。

精子は年齢とともに劣化することも忘れずに

章の冒頭で少子化について触れましたが、人口問題は時代環境によって変化します。「貧乏人の子沢山」という言葉は江戸時代からあったそうですが、いまや完全な死語ですね。

日本の戦前・戦中、「産めよ、増やせよ」が国を挙げてのスローガンでした。一家に子供6、7人というのはざらにありました。戦後の一時期、人口が減少したものの、ベビーブームもあって出生率が急上昇し、1960年代にはピークに達しました。このころは政府が「産児制限」の音頭を取っていたものです。また、お隣の中国でも爆発的な人口増に危機感を抱き、厳しい罰則付きの「一人っ子政策」が実施されたのはご存知の通りです。

それが現在、わが国では少子化に歯止めがかからず、中国でも一人っ子政策の歪みが表面化し、政策は破棄という状態です。

現在の日本で、一人の女性が一生のあいだに出産する特殊出生率は「1・43人」（20

17年時）です。人口を維持するには、2・08人が必要ですが、年々下がっていますから、少子化も当然です。

「少なく産んで大事に育てる」という考え方は必ずしも否定されるべきものではありませんが、子供が一人だけ、せいぜい二人という状態が普通になってしまうと、やはり将来が心配です。それに子供が初めて集団生活を体験するのは家族のなかです。兄弟姉妹がいてこそ、社会性が自然に養われるものです。

また、日本人女性が第一子を出産する平均年齢は30歳を超えています。2011年に30・1歳となり、以来、少しずつ高年齢化しています。私の子供時代、お母さんたちは20代前半で初産というのが当たり前でしたが、いまや30歳代が常識になっているわけです。これには晩婚化の影響が大きいと思われますが、生殖医療の立場から見ると、問題ありと言わざるを得ません。

遅く結婚すると、当然ながら出産も遅くなります。日本産婦人科学会は「35歳以上は高齢出産」と定義していますが、その高齢出産が普通のことになりつつあります。背景には「子供はいつでも産める」という考えがあるようですが、この考えは改める必要がありま す。もちろん、閉経していなければ40代でも出産は可能ですが、年齢とともに卵子も老化してしまうので、妊娠しにくくなります。たとえ妊娠しても、初期流産が起こりやすくなり、ダウン症をはじめとする胎児の染色体異常、難産、妊娠糖尿病や妊娠高血圧症候群の発症も増えてしまうなど、高齢出産には多くのリスクが伴うのです。

あまり話題にはなりませんが、「第二子不妊」問題が医療現場では広がりつつあります。一人だけでは子供が可哀想と、第二子の出産を希望しても、すでに高齢になっていて妊娠しない、そんな悩みをかかえた人たちがクリニックへ相談に訪れてきます。

自然妊娠率は30歳ごろから徐々に低下し、45歳ではわずか1％ほどになってしまいます。大きな原因は卵子の老化ですが、この45歳という年齢は、実は男性にとっても大きな節目なのです。

個人差はありますが、45歳ごろから精子もまた老化・劣化していきます。加齢によって精子の中のＤＮＡに損傷が起こりますが、それに加え、喫煙や過度の飲酒、運動不足、ストレスフルなサラリーマン生活など、精子の数や質を脅かすリスクがいっぱいです。

「いざとなれば体外受精という方法がある」と考える人もいるでしょうが、その体外受精にしても良質な精子でなければならず、劣化精子ではなかなか成功しないのです。

いまはご自分の健康や性的能力に自信を持っている男性も、決して油断できません。目に見えないところで精子が劣化し、気がつくと男性不妊症にという落とし穴が待っていることを自覚したいものです。

“男性受難の時代”を乗り切るために

ひところ、「日本人男性の精子減少」がマスコミの話題になったことを覚えていらっしゃる方も多いと思います。これは実際その通りで、生殖医療の現場では、すでに常識になっています。また、日本人男性に限らず、先進国を中心に世界的な傾向でもあるのです。先にWHOの基準を紹介しました。「精子濃度（数）1500万／㎖」未満は乏精子症と判断されるわけですが、実はこの数値、以前は「2000万」だったのです。なぜ数値を下げたかというと、世界中で男性の精子減少が明らかになってきたため、基準をゆるめたのです。

なぜ精子が減ってきたのか、さまざまな説があります。めまぐるしく変化する社会のなかでの多種多様なストレスや、化学物質の影響などが挙げられていますが、明確な答えはないようです。たしかなことは、今後も精子減少という傾向がつづきそうだということです。男性諸氏には気の滅入る話ですが、ついでにもう一点、ご紹介しておきましょう。

無精子症には生まれつきのものと、後天的な二次性のものがあることをすでに述べました。先天性無精子症の場合、原因不明のものもあれば、遺伝的要因もあるとされています。

留意すべきは、遺伝性です。最近の研究でわかってきたのですが、遺伝性無精子症は、世代を超えて影響を及ぼすというのです。つまり、治療によってなんとか子供を得たとしても、孫やその子供たちに、無精子症が遺伝するかもしれないのです。

まさに〝男性受難の時代〟といっていいのかもしれません。しかし、嘆いたりため息をついたりしていてもどうにもなりません。そんな時代を乗り切っていくしかありません。

そのためには、どうすればいいのでしょうか？

男性力をアップさせることです。ここまでお話ししてきたように、男性不妊症は単一原因で起こる例は少なく、ホルモンバランスや生活習慣病など、さまざまな要因がからみ合っています。そのため治療法も総合的アプローチが必要になるわけです。

私のクリニックでは、「メンズヘルス外来＝男性力検診」を設けています。これは、男性ならではの健康、性的能力、筋力や運動能力の評価や向上のため、重要事項に特化した検診を行うというものです。

なかでも、ホルモンの問題、生活習慣の問題、各種代謝異常の問題、生活習慣病の問題、前立腺の病気、筋力のチェックなどが、大切な確認事項になります。これらを調べたうえで、運動習慣、生活習慣、食習慣について包括的なチェックとアドバイスを行う、さらにサプリメントの摂取に関しても適切な指導を行うことを検診の目的にしています。「メンズヘルスドック」とも呼んでいますが、通常の人間ドックとはまったく視点が異なります。妊活中の方、性的能力に不安のある方、より充実した性生活を得たい方など、すべての男性諸氏のための検診です。

それらは言い換えれば、男性不妊症の予防にもなり、また治療の一環としても有効です。この男性力検診にあたっては、科学的な評価はもちろん、医療者側の実践知識も不可欠です。私事になりますが、院長の私自身、長いスポーツ歴を持ち、現在も現役でウェイトリフティング、筋力トレーニングに真剣に取り組むアスリートの一人です。そのため、いわゆる理論のみでなく、実践的な生活・運動指導が可能になるわけです。

手前味噌で恐縮ですが、メンズヘルスドックは男性専門の検診が行える国内でも先駆的なシステムと自負しています。当クリニックに限らず、そういう男性科に視点を置いた男性力検診が普及していけば、男性不妊症問題解決に明るい光が差しこむと信じています。

第 3 章

QOLを高める性生活を、もっとまじめに考えよう
―― 性機能障害

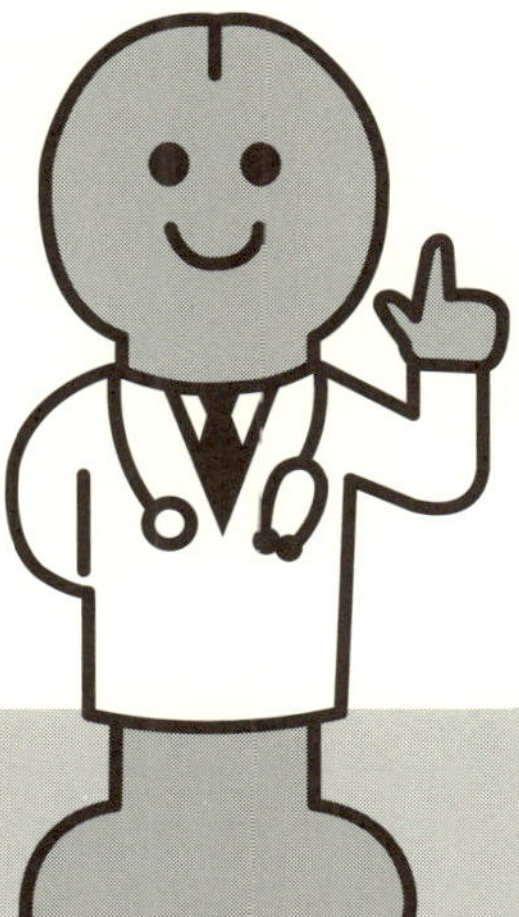

性機能障害をめぐる病気マップ

ED（勃起不全）

原　因

神経・血管、男性ホルモンなど内分泌、
メンタル面の障害、生活習慣の悪化

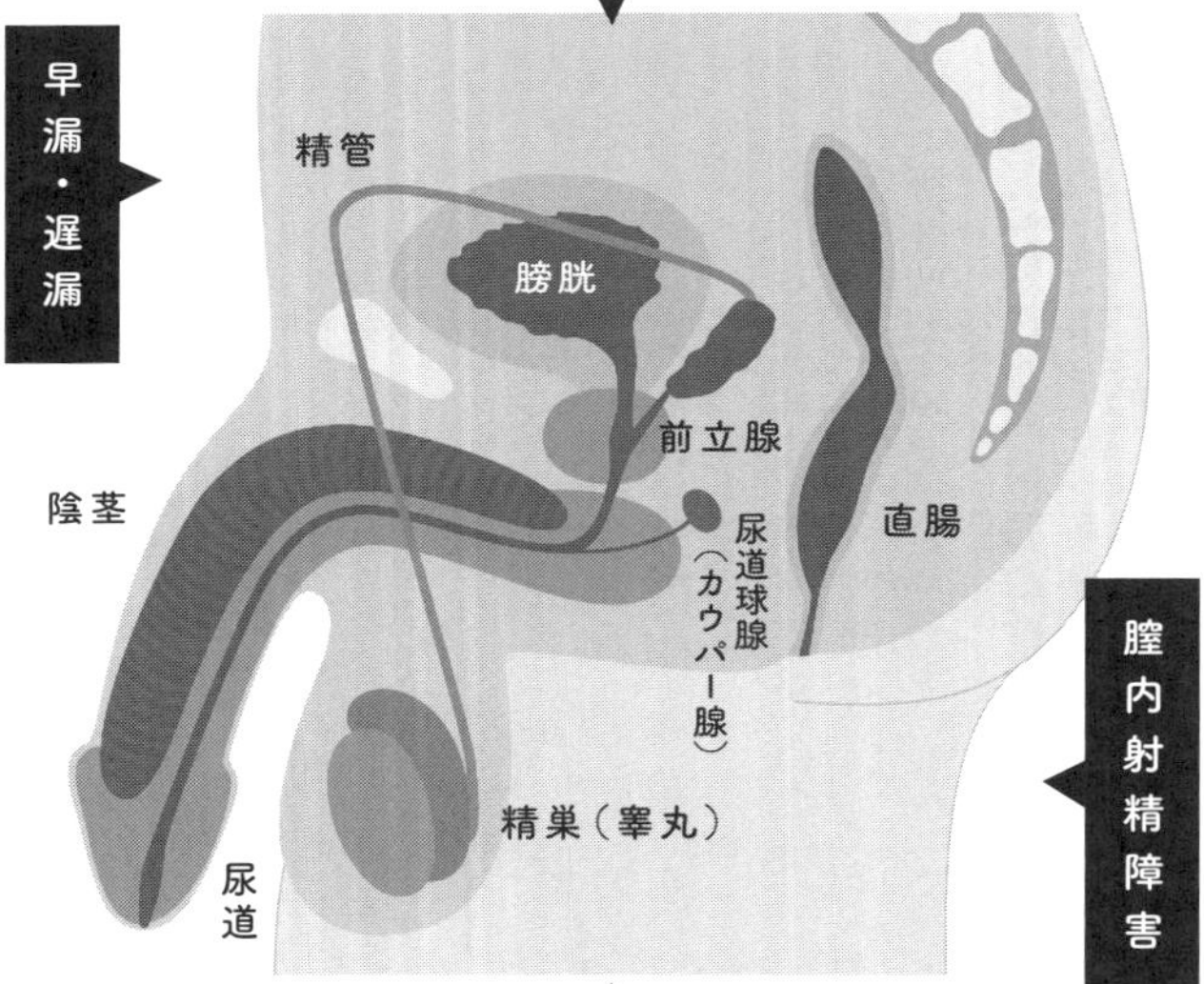

射精障害

原　因

糖尿病　脊髄神経疾患　前立腺疾患
精嚢奇形　血精液症　前立腺炎
前立腺がん　尿路感染症

EDとインポテンツはどう違う？

子供をのぞく日本人男性のほとんどの方が、「ED」という言葉をご存知のようです。これは英語の「Erectile Dysfunction」の頭文字をとったものですが、原語を知らなくとも、ごく普通にEDという言葉を口にします。

日本語では「勃起不全」とか「勃起障害」と訳されますが、よく知られているわりに、病気としてのEDが本当に理解されているかというと、これがあやしいのです。

最も多い誤解が「EDはインポテンツと同じ意味」というものです。インポテンツは、いわば「性不能」です。たとえば前立腺がんの手術や脊髄損傷などの外傷によって、陰茎につながる神経や血管が切れてしまい、勃起不能になった状態です。そのため性行為がまったくできません。EDが治療によって治る病気であるのに対し、インポテンツは非常に治りにくい疾患ともいえます。

一方のED、勃起不全という訳語が曖昧なせいか、誤解している人がたくさんいます。たとえば「セックスのとき、ペニスが勃起することはする。だからオレはEDではな

EDが疑われる症状

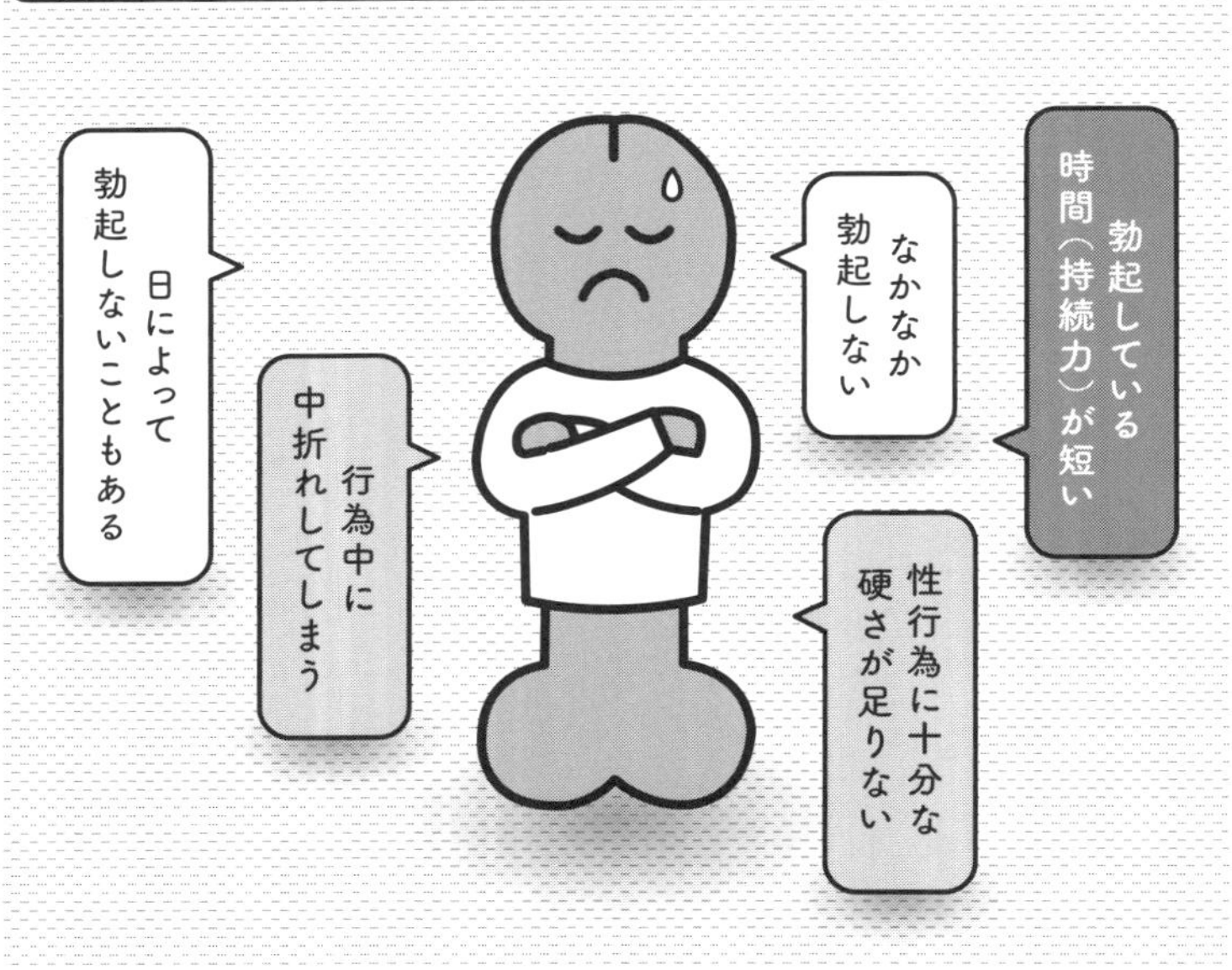
勃起している時間（持続力）が短い
なかなか勃起しない
性行為に十分な硬さが足りない
行為中に中折れしてしまう
日によって勃起しないこともある

い」と思い込んでいる人もいます。

では、上記の図に挙げたような症状はないでしょうか？　どれも立派なＥＤです。そんな症状に悩む人は実に多く、日本人男性のうち１１００万人余りもいると推定されています。ＥＤは誰にでも起こり得る病気で、とくに働き盛りの中年世代によく見られますが、中年にかぎりません。

私のクリニックの場合、ＥＤ治療のため通院している患者さんは、一番若い方で18歳、最高齢が87歳、実に70歳もの幅があります。文字通り〝孫から祖父まで〟です。

このEDと、射精に伴うさまざまなトラブルである射精障害をまとめて、「性機能障害」と呼びます。この章では、EDや射精障害に悩んでいる人たちに向け、それらの症状や解決法をお話ししていきたいと思います。

その前に、ぜひ強調しておきたいことがあります。日本人は性に関する話題を口にするのを避けがちです。「いやらしい」「恥ずかしい」という理由からですが、性欲は人間に備わったごく自然な欲求の一つです。食欲や睡眠欲となんら変わりありません。それなのに、性に関しては人に言えず、一人で悩みを抱え込んでしまいます。もっとオープンに語り合いたいものです。

この本でも、そういうスタンスでお話ししていきたいと思います。

初体験の失敗がトラウマになって

EDの症状は、年代別に現れ方が異なることが多いものです。それらを若い順から見ていきましょう。

京都の私立大学3年生の患者さん（20歳）の例です。彼は入学時に勧誘されて演劇部に入部しました。高校は男子校で女子とのつきあいはなく、まだ童貞でした。演劇部はほぼ半分が女性部員、彼にとっては未知の世界です。

初めての公演で彼は照明助手として参加、チーフは2学年上の女性でした。舞台照明についてて知識のない彼は、チーフに叱られながらもなんとか役目をこなしました。そして公演の打ち上げ飲み会、「あんた、よう頑張ったね」とチーフに褒められたうえ、彼女のアパートに誘われたのです。

期待と緊張が相半ばした初体験でしたが、これが大失敗に終わったのです。それまでもヌードグラビアを見ながら自慰行為は何度も経験していましたが、生身の女性は初めて。彼女の裸を見たとたんにカッと体中が熱くなり、十分に勃起はしたのですが、相手の体に触れるか触れないうちに果ててしまったのです。

彼女は初めあっけにとられていましたが、やがて怒り出しました。「なんや、あんたのおちんちん、役立たずやないの。もう帰って！」と罵声をあびせられた彼は、恥ずかしさとみじめさでいっぱいになり、逃げるように彼女の部屋をあとにしました。

その後、彼女と合わす顔がなく、演劇部もやめてしまいましたが、初体験の失敗がトラウマになり、一種の女性恐怖症のようになってしまったのです。彼女が卒業したあと、同級生の女子学生とつきあい始めましたが、うまくいきません。勃起しても、いざというとき、かつての体験がフラッシュバックのように蘇り、ダメになってしまうのです。

こうして、私のクリニックへ相談に訪れたわけです。新しい彼女は、うまくいかない彼に対し怒ることはなく、「体調が悪いの？」と心配してくれるそうです。彼のほうは、最初の失敗について話してないと言います。そこで私は、「初体験で失敗するのは、少しも珍しくないんだよ。正直に打ち明けてごらん。そのうちトラウマがなくなり、うまくいくようになるよ」。そうアドバイスしました。

2週間後、彼から電話が入りました。「おかげさまで、うまくいきました。ありがとうございます」。はずんだ声での連絡でした。

治療ともいえないケースですが、こんなちょっとしたアドバイスでも功を奏することがあるのです。彼の例のように、初体験の場合や経験の浅い場合、過度の緊張感によって失敗することがよくあります。

また、いまの若い人たちは、パソコンでポルノ映像などを見たりすることが珍しくありません。そんな映像のなかでは、「たくましく強い男性」ばかりが登場します。もちろん演技や演出によるものですが、見ているうち、「これが男なんだ。男たるもの、こうでなくちゃ」という刷り込みができてしまいがちです。

そういう刷り込みのままでは、当然、現実とのずれが生じます。それによってEDにかかるという例も少なくありません。

女性にわかってほしい男の心の〝か弱さ〟

さて、EDになる原因には、どんなものがあるのでしょう。大きく分けて次の四つです。

①神経や血管の問題（器質的問題）

男性は性的な刺激を受けると、勃起に関わる神経が興奮を伝達し、陰茎の血管が拡張します。それにより勃起するのですが、それらの神経や血管に異常がある場合にEDになります。また、特殊なケースとして、陰茎海綿体が損傷し、勃起しているときに陰茎が変形してEDになるペイロニー氏病（陰茎屈曲症）もあります。

②男性ホルモンなどの内分泌の問題

加齢や生活習慣、ストレスなどによって、男性ホルモンの分泌が減少することでEDになる場合もあります。

③メンタル面の問題（精神的問題）

精神的なプレッシャーやストレスによってＥＤになる、心因性の場合もあります。現代はストレス社会といわれます。会社での仕事の悩み、人間関係、親の介護など家庭での問題など、さまざまなストレスが引き金になり得ます。

④生活習慣病

糖尿病、高血圧症、高脂血症など、動脈硬化や神経障害を起こすさまざまな生活習慣病もＥＤの原因になります。現代では、生活習慣病にともなうＥＤが最も多く見られます。

若年者の場合は心因性のものが多く、先ほどの大学生の例はその典型です。先輩女性から罵倒されたことでＥＤになったわけですが、「草食系男子」という流行語が表しているように、最近の若い男性は総じて線が細いように思えます。

ちょっとしたことでも気に病み、落ち込んでしまう傾向がありますが、そういう男性と反比例するように、「肉食系」と呼んでいいのかどうか、強い女性が増えてきたこともたしかです。

20代後半のカップルがクリニックへ訪れたことがあります。EDの相談なのですが、相談というより、女性のほうが一方的に男性に対する不満をあげつらうばかりです。

「彼氏、できへん。おかしい、病気や」

隣に座った彼氏は、恥ずかしそうにうつむいたり、不機嫌にそっぽを向いたりしながら、言い返すこともできません。そんな相手に苛立つのか、「こんなんが続いたら、別れてしまうかもしれへん。先生、よう効く薬ないんですか？」と、よけいに口調が激しくなります。

あとで述べますが、EDによく効く薬はいろいろあります。しかし、それより前に、こういうカップルに大事なことは相手への思いやりでしょう。男は案外、〝か弱い〟ものです。ストレスに弱く、ささいな言葉にも傷つき、それがEDを招くこともしばしばです。

そういう男の心の弱さを、女性にもわかってほしいものですね。

妊活カップルを襲う〝排卵日ED〟

次のご夫婦の場合も、メンタル面からくるEDの例です。

ご主人32歳、奥さん28歳。3年前に結婚しましたが、子供はまだいません。会社員のご主人は営業畑ひと筋、最近係長に昇進したばかりです。専業主婦の奥さんもしっかり者、30歳で第一子出産、33歳第二子、35歳でマンション購入と人生計画を立てていました。

二人の性生活は順調でしたが、仕事柄ご主人の帰宅が遅く、営業接待で深夜になることも珍しくありません。そんな夜は先に寝入ってしまうご主人に対し不満もありましたが、頑張って働いてくれているのだと思えば、奥さんも文句を言うわけにはいきません。

しかし、人生計画最初の第一子出産の年齢が近づいてくるにつれて、奥さんは焦るようになったのです。かかりつけの婦人科の先生に「排卵日のチャンスを逃がさないようにね」と言われ、カレンダーに丸印をつけ、当日になると、ご主人に「今日、よろしくね」とメールで念押ししました。

もちろんご主人も協力する気持ちはありますが、仕事で疲れているところにせかされると、自分が種馬にでもなったようで、勃起しないままでした。奥さんは落胆しましたが、「来月こそ」と思い直したそうです。

翌月の排卵日、夕飯にカキやうなぎなどパワーアップ料理を並べ、ご主人を待ちました。ところが、急な残業で午前零時過ぎに帰宅したご主人はクタクタに疲れ切った様子です。

それでもベッドインしましたが、ご主人のあそこは硬くならないままでした。

腕によりをかけ作った料理もムダになり、奥さんはつい、「また、月1回のチャンスを逃がしてしまった。あなたのせいよ！」と、きつい言葉を投げつけてしまったのです。

これがきっかけで性生活自体がおかしくなり、二人でクリニックへ訪ねてきたわけです。EDの薬を処方してあげた結果、奥さんの計画よりは2年遅れでしたが、無事、最初のお子さんを授かることができました。

このご夫婦のような〝排卵日ED〟という例も珍しくありません。なかには、「私が相手ではダメなのね」と奥さんのほうがひどく落ち込み、うつ病になったケースもあります。

ちなみに、妊娠のためには「排卵日には必ずセックスをしなくては」と信じ込んでいる方が多いのですが、そうではありません。排卵日の4、5日前から妊娠しやすい日は続いています。排卵日当日だけがピッタリのタイミングではないので、その日を逃したからといって過剰に神経質にならないようにしましょう。

「朝立ち」しなくなるとEDの兆候

メンタル面の問題以外に、EDになる原因として先に「神経や血管の異常」、「男性ホルモン分泌の減少」を挙げました。とくにストレスなどメンタル面に問題がないのにEDになった場合、神経や血管、ホルモン分泌に問題のあることが疑われます。

EDは、男性の血管年齢を示す指標、ひいては体全体の健康のバロメーターにもなるとされています。つまり、陰茎に向かう動脈が若く健康かどうかが大切なのです。また同時に、陰茎周囲の神経の働きが正常であるかどうかも大切です。

性的興奮がしっかり脳で発生し、性欲もきちんと生じているかなど、神経・脳の働き、ホルモンの状態なども、EDには大きな関わりがあるのです。したがって、たかがEDではなく、されどED、とても大切な体の症状の一つであると考えるべきなのです。

若いころは神経や血管の働きが健康で、男性ホルモンの分泌も盛んです。それを象徴するのが、いわゆる「朝立ち」(早朝勃起)です。

10代~20代のころは、朝目覚めるとペニスが元気いっぱい、張り切っています。どなたも持て余すほどの張り切りようだったことを記憶されていることと思いますが、歳を重ねるにつれ、この朝立ちに変化が現れてきます。

個人差はありますが、35歳あたりから朝立ちが弱くなり、40代~50代ともなると、朝立ちがなくなったりします。いわゆる中年世代で、ＥＤ患者さんが一番多い年代です。

クリニックへ訪れる中年世代の患者さんには「マスターベーションはでけるけど、嫁さん相手やとあかん」とか、「妻とセックス中に、途中で萎えてしまう」などと訴える人が大勢います。その人たちに「朝立ちはありますか？」と尋ねると、ほとんどの人が「そういえば、このところないなぁ」と答えます。

こういう患者さんは概して、ヘビースモーカーだったり、下腹の突き出たメタボだったりします。日頃の生活ぶりも、「運動なんか、まったくしない」「会社の休日はもっぱら家でゴロ寝」と言います。

一方、同じ年代でも、定期的にジムに通ったり、週末は地元の野球チームやサッカークラブに参加して、練習や試合に汗を流したりしている人もいます。そんな人は会社の昼休みにもジョギングをしたりして、常に体を動かすアクティブな生活を送っています。

どちらが健康的かは、言うまでもありませんね。後者のアクティブ派の人は体も引きしまり、歩き方、顔の表情や目の輝きなど、どれをとっても前者の人たちとは大違いです。おそらく朝立ちもあり、性生活も順調そのものなのでしょう。

男性ホルモンの分泌は、加齢とともに減少していきます。この減少をくい止め、さらに分泌を促すには、栄養バランスのとれた食事や日々の運動が不可欠です。日々それを心がけている人と、無頓着な人では、中年になって大きな差が現れてくるのです。

朝立ちが弱くなった、いつのまにか朝立ちしなくなったと感じる方は、EDの兆候と考え、生活習慣を見直すようにしましょう。

何歳になっても「男」でありたい!

働き盛りの中年世代のなかには、一度EDを経験すると、「ああ、オレはもう男としてダメなんだ」と諦めてしまう人も少なくありません。管理職として毎日忙しく働いていると、体調の悪いときもあって当然です。「もうダメなんだ」という刷り込みは要注意です。

人間の体は正直なもので、使わない臓器や能力は次第に劣化していきます。勃起能力も同じです。使わないと、ますます血液の流れが悪くなり、EDの症状も重度化していきます。そうなる前に、まずクリニックへ相談に行きましょう。

一方、サラリーマン生活を終える定年間近になって、自分のこれまでの人生を振り返り、「もう一度、20代のときのようにバリバリやりたい」と言い、クリニックへ相談に見える人もいます。いわば若返り願望ですが、別にセックスに限らず、「残りの人生、張りをもって過ごしたい」と願う人たちです。

そういう人たちには、男性ホルモン（テストステロン）補充療法という良い選択肢もあります。テストステロンは男性の性機能に大きな影響を与えるばかりか、考え方や性格、判断力、計算力などに強い影響を与えることが証明されているのです。

現在も50人近くの方がホルモン補充療法に通院されていますが、一番の年長者は70代後半です。この方は経営者ですが、よくこうおっしゃいます。

「オレはもういいんだ。いつ死んだっていいんだけど、生きているかぎりバイタリティーをもって余生を楽しみたい」

仕事もセックスも、何歳になっても男でありたいというガッツが伝わってきます。

他方、同じ高齢者でもこんな訴えをされる方もいます。82歳男性で、10歳年下の奥さんとの二人暮らしです。

「妻との性的関係がなくなって、もう20年近くになる。私もいつ死んでしまうかもわからない。死ぬまでにもう一度だけでも、妻を抱きたいんです」

人生の幕を閉じる前に、共に歩んできた妻をもう一度抱きたい。男として夫としての、いわば〝終活〟――聞いていた私は、いくつになっても「男は男」と、良い意味で感心したものでした。

ED治療薬をめぐるフェイク情報に惑わされないで

ED治療薬として、現在日本で認可されている薬は4種類あります。いずれも効果が検証されていますが、それぞれ特性をもっています。

次に、簡単に説明しておきましょう。

・シアリス（アメリカ・イーライリリー社）

世界で人気のある最新薬剤です。作用時間が長いのが特徴です。勃起能力を高めるだけでなく、定期的に服薬することで陰茎動脈の血流改善など、治療効果の可能性もあります。

・レビトラ（ドイツ・バイエル社）

これも人気が高い薬です。とくに即効性に優れた切れ味の鋭い薬剤といえます。

・バイアグラ（アメリカ・ファイザー社）

最初に開発されたＥＤ治療薬として、世界中で知られています。新薬に主役を奪われた感がありますが、知名度は一番。効果も安定していますが、食べ物やお酒の影響で効果が薄れる弱点もあります。

・シルデナフィル

いわばバイアグラのジェネリック医薬品で、国内外多数のメーカーの製品です。製造コストが削減されているため安く、価格重視の方に人気です。効果はバイアグラと似ています。

これらの入手には、すべて医師の処方が必要です。どれがご自分の症状に合い、どの程度の服用量が適切かなど、かかりつけの医師とよく相談してください。

ネットで購入される方もいますが、ニセ物をつかまされたりするばかりではなく、なかにはドーピング薬まがいのもので、無精子症になるなど危険なものもありますので、本当に注意が必要です。

ＥＤ治療薬に関して、とくに指摘しておきたいことがあります。副作用についての〝迷信〟というか、〝都市伝説〟のような誤った情報です。

「ＥＤ治療薬には依存性があり、どんどん量が増えてやめられなくなる」

「奇形の子供が生まれる」

「心臓に悪く、発作を起こす」

ネットにはこんな書き込み情報がまことしやかに流されているようですが、どれも医学的根拠のないものです。依存性もなく、奇形の子供が生まれることもありません。心臓に悪いというのも誤りです。

もちろん、「効果が倍増するだろう」と勝手に決め込み、適量1錠のところを2錠も3錠も服用するなど、大量摂取は禁物です。根拠のないフェイク情報に惑わされず、医師の指示に従って服用することが大事です。

それともう一つ、「勃起能力を高める」という作用から、ＥＤ治療薬と、いわゆる〝精力剤〟や〝媚薬〟を同一視してしまう人がいます。サプリメントとして出回っているそれらは、医師の処方が不要なので、手軽に飛びついてしまいがちです。凄い商品名の割に、なんということのない成分のものも多く、アナボリックステロイドが入っていたり、健康に有害な成分が含まれていたりすることもしばしばあるので要注意です。

実際のＥＤ治療に当たっては、先の４種類の治療薬のほかに、男性ホルモン補充療法を併用することもあります。この男性ホルモン（テストステロン）補充療法は適切に使えば非常に安全な治療になります。

さらにいえば、私自身がＥＤ治療で常に心がけているのは「全人的ケア」です。患者さんのなかには、「先生、前から飲んでる薬、効かんようなったんやけど」と訴える人もいます。そういう患者さんは、ずっと運動不足、タバコもやめられず、食生活も不規則という例が多いのです。つまり、薬の効果が落ちたわけではなく、生活習慣によって自分から効き目を落としているわけです。薬剤と同時に、普段の生活ぶりが大事なのがＥＤ治療です。ですから私は、薬を処方する際に必ず、患者さんたちに「生活習慣を見直してくださいね」と念押しするようにしています。

射精障害には、こんな症状がある

次に、ＥＤと並んで悩める男性の多い射精障害についてお話しします。

この射精障害には精液のトラブルも含め、さまざまな症状が見られます。巻末に掲載し

射精障害が疑われる症状

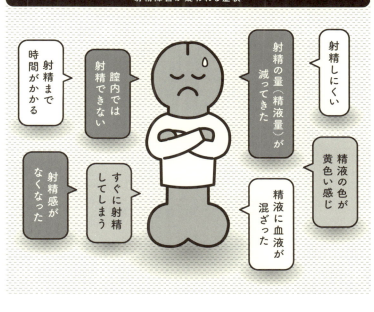

た「部位・症状別病名索引」にそって、大まかに分けてみたのが、上記の図表です。

これらの症状のうちには、ほかの疾患が原因になっているものも多くあります。たとえば「射精しにくい」「射精の量が減ってきた」は、糖尿病や脊髄神経疾患、前立腺疾患、精嚢の奇形などによる場合があります。治療に当たっては、それら疾患の治療を先行して行う必要がある場合もあります。

また、症状によっては、ほかの病気が疑われるものもあります。「精液に血液が混ざる」場合は血

日常的に悩む射精障害

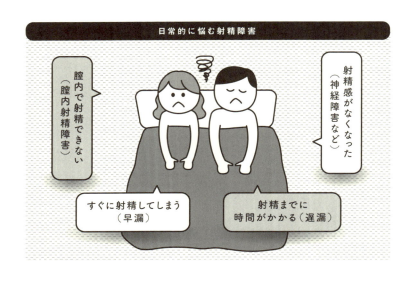

精液症、前立腺炎、前立腺がんなど、「精液の色が黄色い感じ」は前立腺炎、尿路感染症などです。これについては、疑われる疾患の検査が必要になります。

それら病的なものを別にし、男性が日常的に悩む射精障害の症状としては、上記の図に示したようなケースが多く見られます。

これらのうちには、現代社会を反映していると思われるような症状もあるのです。それについて述べてみます。

さまよえる〝中年童貞〟の人々

ある日、中年の男性が一人でクリニックを訪ねてきました。なにか途方に暮れたような表情です。診察室で向かい合っても、すぐには話を切り出しません。モジモジする男性に「どんなことでも相談にのりますから、話してみてください」と促すと、ようやく重い口を開きました。

43歳で地方公務員の彼は、これまで女性との性行為経験が一度もありません。一人っ子として生まれ、両親に過保護に育てられました。とくに母親は女の子との交際について厳しく、中学生のとき家に遊びにきた女子同級生を追い返すほどだったそうです。

自慰行為をするようになったのは高校生のときでした。初めはアダルト雑誌のヌードグラビアを見ながら行っていましたが、次第に強い刺激を求め、自分の部屋の壁にペニスを押しつけたり、床に腹這いになってこすったりするようになりました。

母親の監視に加え内気な性格もあり、高校大学を通じてガールフレンドはいませんでした。生身の女性とはまともに話もできず、自分のやり方でする自慰行為だけに性的快楽を感じていました。

卒業して役所に就職。母親の強い勧めで何度か女性とお見合いしましたが、結婚には至らずじまいで、40歳を過ぎたのです。このまま一生独身かもしれないと思うと不安も覚えますが、特殊な自慰行為にしか性的興奮を感じず、なかば諦めていたそうです。

そんなとき、役所の臨時職員として7歳下の女性が男性の課で勤めるようになりました。夫のDVによって一度結婚に失敗した彼女は、口数も少なくおとなしい彼に好意を寄せ、彼のほうも好感を抱きました。しかし、初めて彼女の部屋を訪れたものの、結局、行為ができないままでした。

「どうして？　私がいけないの？」と悲しげに問う彼女に、彼は何も答えられません。お互いに好意を抱く彼女となんとか結ばれたいのですが、どうすればいいのか……。

こういう相談が、時折あります。30代〜40代になっても童貞という、いわば〝中年童貞〟の人たちです。自慰行為なら勃起し、射精できるのですから、器質的な問題はありません。何十年も特殊な自慰のやり方をしてきたため、それによってしか快感を得られなくなっているのです。

私は男性に、ほかの患者さんの例を挙げて話しました。その患者さんも一人息子、45歳まで童貞で、20代のころには引きこもりも経験、その間に自慰行為をしていました。老齢の父親が息子を心配するあまり、無理やり風俗店へ連れて行ったのですが、性行為どころか逃げ帰ってしまいました。

こうした〝中年童貞〟の患者さんの治療は、ひと筋縄ではいきません。性的に自分だけの殻に閉じこもる生活を長年続けてきていますから、通常のセックスを強いるのは、それまでスプーンを使って食事していたのに、いきなり箸を使えというようなものです。当クリニックの場合、ED治療薬などを用いいながら、性的な神経回路を少しずつ正常に戻す治療法を行っています。

このような患者さんは、30代~40代の中年にかぎりません。なかには50代後半の人もいます。「中年童貞」というより、「高年童貞」と言ったほうがいいかもしれません。

これらのうち、自分からクリニックへ訪れるのは少数だと思われます。誰にも言えない悩みを抱え、今日もどこかをさまよっている人たちを想像すると、医師としては気の毒でしかたありません。どうか勇気を出して、クリニックへ相談に行ってください。時間はかかるかもしれませんが、きっと改善するはずです。

「膣内射精障害」が急増している

勃起し、普通に挿入できるのに女性の膣内で射精できない。そういう症例を「膣内射精障害」と呼びますが、このタイプの患者さんが近年、ずいぶん多くなっています。当クリニックでも、平均で一日1人は来院されますから、潜在的にはかなりの数の患者さんがいると思われます。

知り合いの年配のオジサンにその話をしたところ、「えっ？　そんなアホなやつがおるんかいな。気持ちようなったら、自然に射精するのが男いうもんや」と驚き、呆れていました。その通りですが、障害をもつ人はアホなんかではありません。オジサンの言う「気持ちようなる」ことが普通にできないのです。

性的刺激を受けて勃起する神経系と、射精する神経系はメカニズムがまったく別になっています。射精に至るにはプラスアルファの刺激が必要なのです。普通の男性の場合、膣内での刺激が快感になって射精しますが、そうならないのが膣内射精障害というわけです。

どうしてそんな障害が起きるのか、いろいろな原因が考えられますが、先の〝中年童貞〟の項で述べたような特殊な自慰行為や、過激なアダルト映像などの影響があると思われます。

ただ、この症例の患者さんには20代の妊活盛りの人も多く、もちろん童貞ではありません。傍目には、ごく普通の夫婦生活を送っているように見えても、ご主人が奥さんの膣内で射精できない、つまり不妊にもつながるわけですから、深刻な社会問題ともいえます。

こういう患者さんに接していて思うのは、性をめぐる時代環境の変化です。かつてどこの家庭でも子供が多かった時代、思春期の男の子は性について家庭内でごく自然に覚えていったものです。兄に自慰のやり方を教わったり、風呂場で姉や妹の裸を見て、男と女の体の違いを知ったりしました。

少子化が進むにつれ、そういう機会は減ってきました。代わって登場したのがＩＴです。私の少年時代には、週刊誌のヌードグラビアをのぞき見るだけでドキドキしていましたが、いまはそれどころではありません。

パソコンやスマホには過激なセックスシーンや特殊な自慰行為が動画として流れており、小学生でも見ることができます。中学・高校生にもなると、自分の部屋でそれらを見ながらマネしてやったりします。そのうち、そういうアブノーマルな方法にしか性的快感を覚えなくなっていくわけです。

もちろん、ほとんどの男性はあふれる性情報に惑わされることなく、生身の女性と出会って恋愛し、通常の性行為を覚えていきます。しかし、性には本能的な依存性があり、人によっては快楽の神経回路が変わってしまうほど影響を受ける場合もあるのです。

結果、膣内射精障害という疾患が生まれるわけです。その治療に当たっては、まずアダルト画像などをシャットアウトすることから始めます。何年もの長い間、過剰な刺激に馴染んでいますので、情報をリセットして、新しい神経回路をつくる必要があります。

きわめて根深い内面の領域のことですから、治りにくいというのが実情です。妊活中でご夫婦ともに子供が欲しい、しかしご主人がどうしても膣内で射精できないという場合、人工授精という方法を採ることもあります。

あまり表面化していない膣内射精障害ですが、今後も増えこそすれ減ることのない疾患といえます。少子化の一途をたどるわが国、本気で対策に取り組む必要があるといっていいのではないでしょうか。

本人もパートナーも困る「早漏・遅漏」

射精障害のうち、最も多いのが「早漏」です。早漏についてはあらためて説明するまでもないでしょうが、一般的にも病気という認識が少ないようです。男性同士の会話でも、よく「こいつ、早撃ち名人や」などと、からかい半分で口にしたりします。

生物学的に見ても、野生動物では早く交わり、早く射精するのはごく自然なことなのです。たとえば、サルはアッという間にタネつけし、さっと逃げ去っていきます。敵に襲われないためなのですが、それでメスが妊娠し、子供も生まれますから、生殖行為としてはなんの問題もないわけです。しかし人間の場合、そう簡単には片づけられません。

早漏の原因としては先に事例として挙げた大学生のように、あまりにも性行為の経験不足ですぐに射精してしまう例もあれば、仮性包茎のためペニスの皮膚が過敏になって早く射精する例もあります。

私が臨床で気になっている症例に、「隠れた早漏」というのがあります。先ほど勃起する神経系と射精の神経系はメカニズムが別々と述べました。性行為にはまだ十分に勃起していない、いわゆる〝半立ち〟の状態でも、射精に至る神経には快感が溜まっています。そのためフル勃起したときには、射精までの時間が短くなってしまうわけです。

この場合、ご本人もパートナーも早漏と思っているのですが、そうではなく、背景は勃起不全です。このケースも結構多く見られます。

ひと口に早漏といっても、女性が感じる前に早々と射精してしまう場合、逆に女性がオーガズムに達する直前に射精する場合など、タイミングがいろいろあります。後者について、これは患者さんではなく、私の先輩にあたる知人から、述懐の言葉を聞いたことがあります。

先輩は熱烈な恋愛の末に結婚したのですが、結婚前の数年間、よくラブホテルを利用していたそうです。互いに愛し合っていますから、ベッドも情熱的です。それはいいのですが、彼女がオーガズムに達するまさにその直前、彼は我慢できずに射精してしまうのです。妊娠を避けるため、膣外射精です。

「ゴメン言うて、オレは謝るんやけど、向こうにしたら、急にハシゴ外されたようなもんや。怒り狂うて、『近所のオッサンでも誰でも呼んできて！』……。オレはひたすらうなだれてるだけ、情けないでぇ」

しかもホテルへ行くたびに、同じことが繰り返されたそうです。先輩の「情けない」という気持ちもわかりますし、パートナーの怒り狂う気持ちも理解できます。女性のオーガズムと男性の射精が同時、一緒にゴールするのが理想のセックスですが、現実にはなかなかそうはいかないようです。その後二人は結婚し、男の子と女の子に恵まれましたから、いまでは笑い話になっています。

早漏の治療としては、射精する神経をブロックする薬を処方したり、ペニスに薄い麻酔のゼリーを塗って感覚を鈍くしたりする方法や、抗うつ剤の一部を使ったりします。早漏であっても、希望をもってください。

この早漏の反対、なかなか射精しないのが「遅漏」です。これはどちらかといえば、先ほどの膣内射精障害に近いといえます。性行為を続けてもいっこうに射精に至らないと、女性のほうが苦痛を感じることもあります。それを訴えられた男性は急に萎えてしまい、今度はＥＤのような状態になったりします。こういう人には、ＥＤ治療薬を適切に使うことで効果が得られます。

また、膣内で射精はするものの、「チョロチョロといった感じ」と訴える患者さんもいます。射精感がないのです。この症例の場合は、射精に至る神経系に原因があると見られますので、その原因検索や治療を行います。


ここまでＥＤと射精障害を中心に、性機能障害についてお話ししてきました。言うまでもありませんが、ご夫婦にとって、生き生きとした日常生活を送るには、性生活のＱＯＬがとても大事です。なんらかの性機能障害があると、ご主人も奥さんもつらい思いをしてしまいます。

そんなとき、二人で悩むより、まずはクリニックへ相談に行くことです。ただ、現状はそうはなっていません。

たとえばEDを例にとると、アメリカではクリニックへ相談に行くのは15パーセントほどです。性が開放的といわれるアメリカでもその程度で、日本となるとさらにその3分の1、5パーセント足らずというデータがあります。

性に関わる悩みを打ち明けにくいという気持ちは理解できますが、放置しておくと悩みはますます深まり、夫婦関係にヒビが入ってしまう可能性もあります。やはり、まずは専門家に相談です。そのためにも、「男性科」を掲げるクリニックが普及すれば、相談のハードルも下がるはずで、その実現を願うばかりです。

第 4 章

その倦怠感や勃起不全は、なぜ起きるのか

―― 男性更年期障害

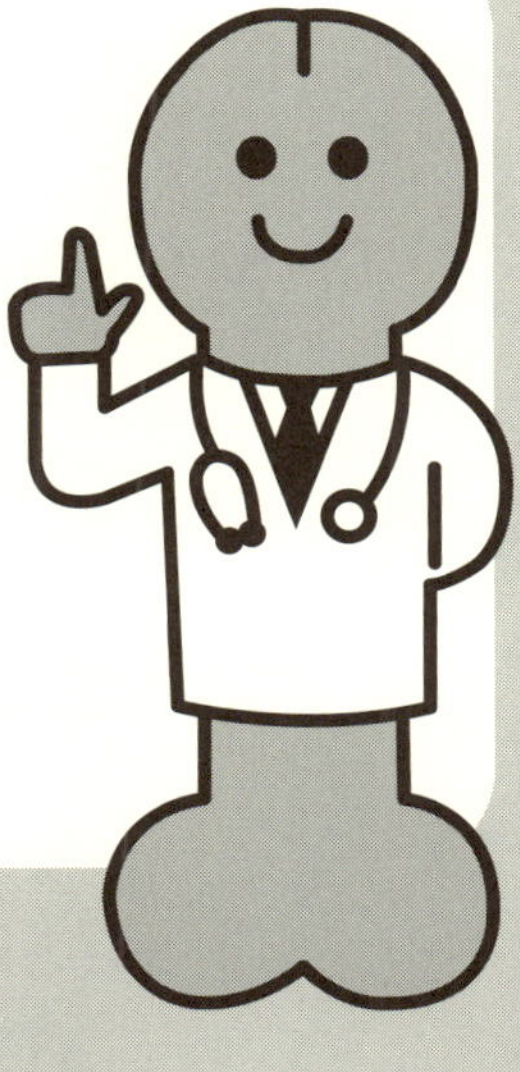

男性更年期障害をめぐる病気マップ

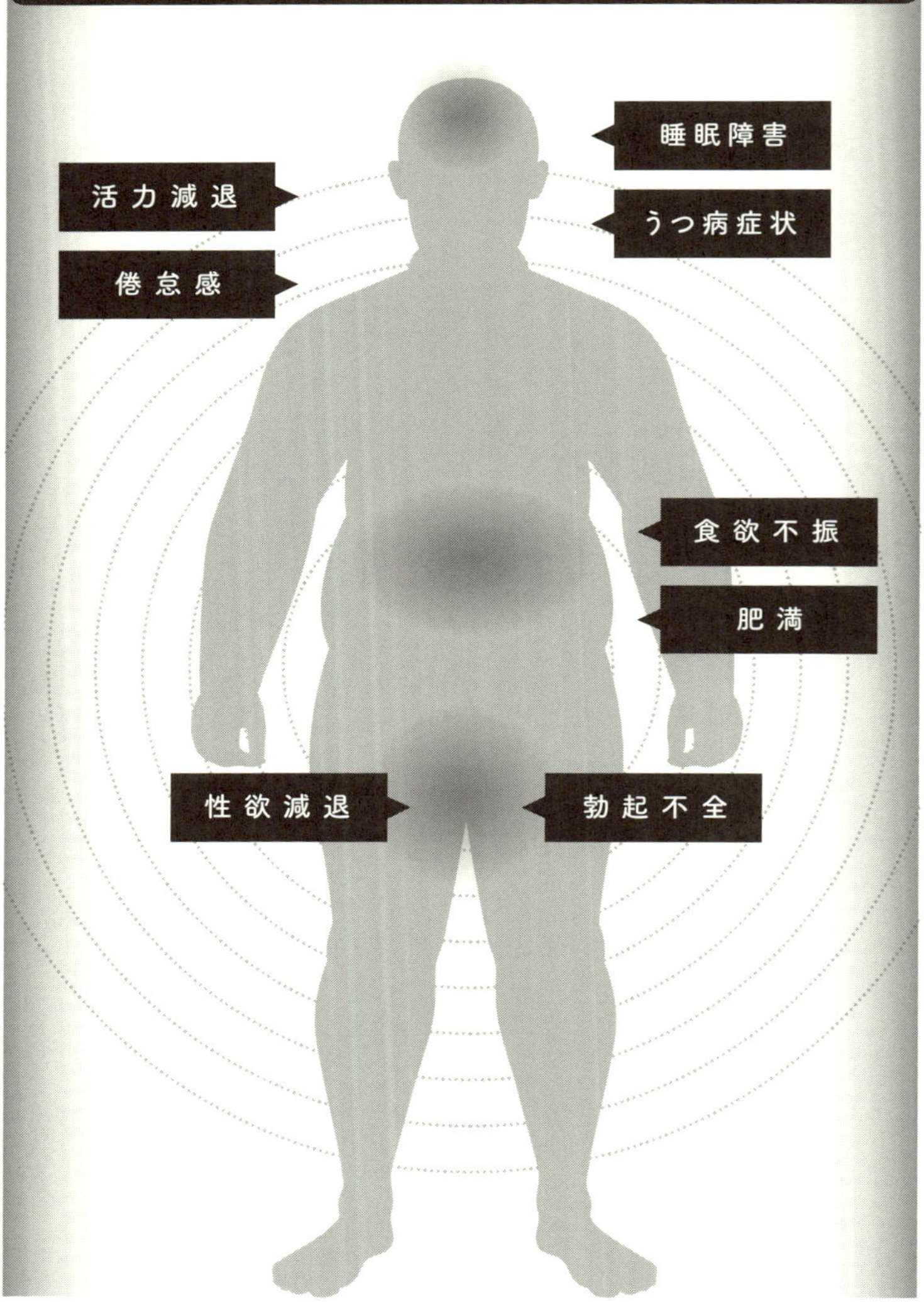

女性の出方とは違う、男の更年期障害

みなさんのうち、とくに40代半ばから50代半ばの方で、次ページの図に列挙したような症状が気になっている方はいないでしょうか。

これらの症状のうち、それが特定の内臓疾患などによるものでない場合、「男性更年期障害」かもしれません。

更年期障害というのは女性がかかるもの、そう思い込んでいる男性がまだ少なくありませんが、男性にも更年期障害があるのです。ただ、女性と男性ではその症状の現れる時期や現れ方に違いがあります。

女性の平均閉経年齢は50~51歳ぐらいですが、この時期をはさむ前後数年が更年期と考えられています。ホルモン分泌に乱れが生じ、さまざまな身体的症状や精神的症状として表れてきます。めまい、頭痛、のぼせ、肩こり、睡眠障害、動悸、冷え性、食欲不振、疲労感など、多岐にわたります。

一方、男性の場合も中年世代になると、若いころの男性としての活力や精神的エネルギ

男性更年期障害、気になる症状

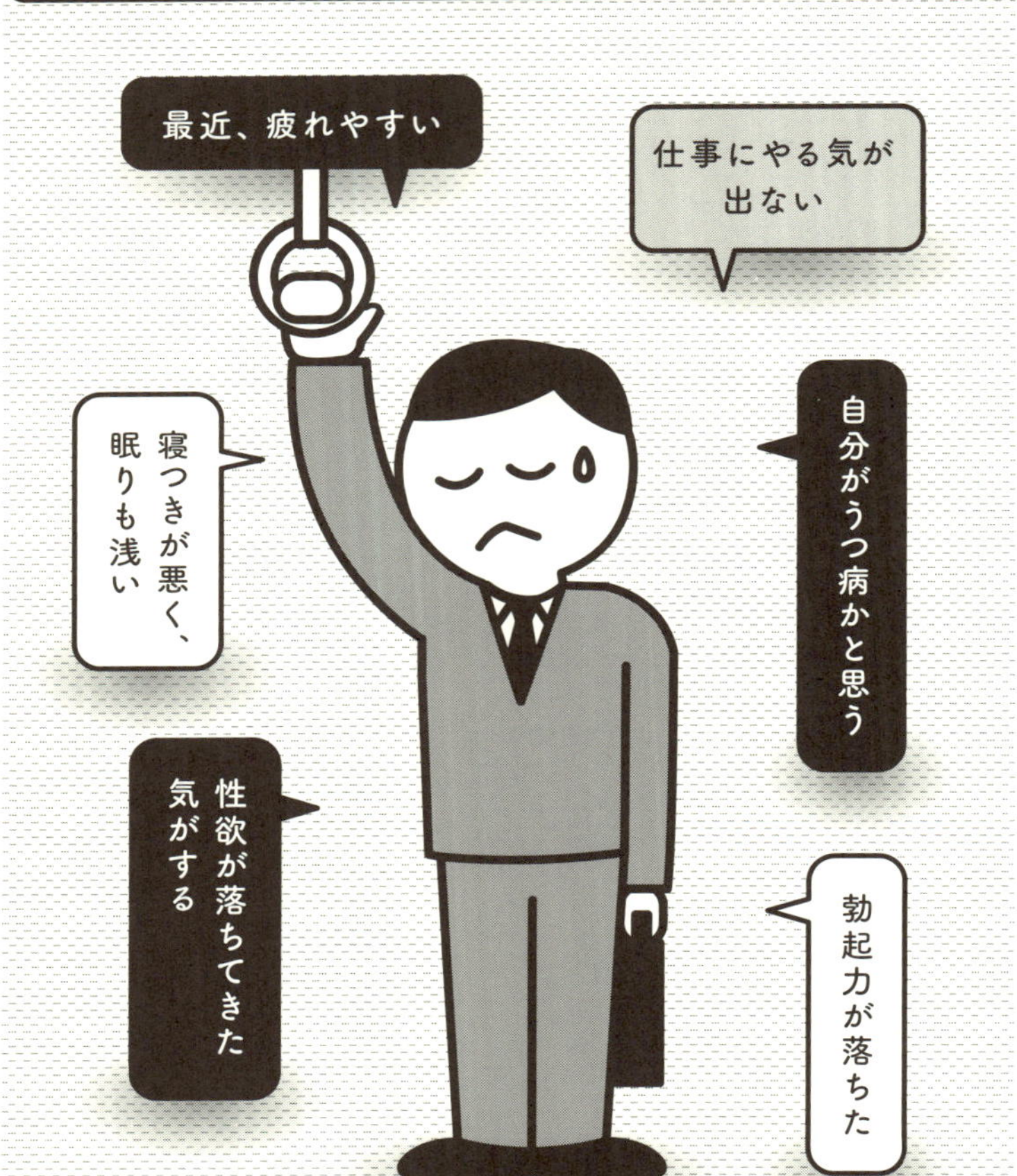
最近、疲れやすい
仕事にやる気が出ない
寝つきが悪く、眠りも浅い
自分がうつ病かと思う
性欲が落ちてきた気がする
勃起力が落ちた
睡眠中勃起や、朝立ちが減ってきた

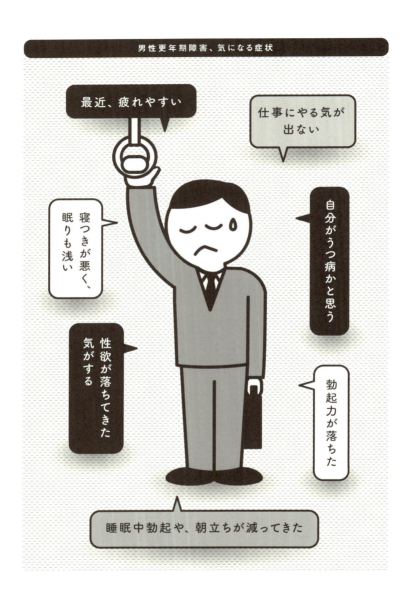

ーが低下しがちです。男性にとっての活力とは、「意欲」「闘争心」「決断力」「性欲」などが挙げられます。いわゆるバイタリティーとも呼ばれるものですが、歳を重ねるにつれ、これらが低下していきます。

これは男性ホルモンの減少によるものですが、活力の低下は「睡眠」「食欲」「判断力」「記憶力」「精神状態」にも影響の及ぶことがあります。女性の更年期症状に劣らないほど、心身の広範囲にわたって諸症状の出るのが男性更年期なのです。

しかし、女性の更年期障害が早くから疾患として認知され、治療も進んでいたのに比べ、男性更年期障害は、単なる「加齢による心身機能の変化」としてしか捉えられていませんでした。

どうしてかといえば、女性の場合はほぼ一定の年齢に閉経があり、それによって劇的にホルモン低下が起こり、更年期症状が現れる期間もほぼ一定しています。それに比べ男性の場合、ばらつきが多いのです。40代半ば~50代半ばの中年世代が中心ですが、40代早々に症状が出る人もいれば、60代になってから出てくる人もいます。また、これといった更年期症状を経験しない人もいます。つまり、女性に比べて、非常に個人差が大きいわけです。

こうしたことから、女性の更年期症状に比べ、男性のそれについてはあまり注目されなかったのです。男性更年期症状に目が向けられ、「男性更年期障害」という疾患として捉えられるようになったのは、せいぜい20年ほど前からです。

その後、世界中で臨床研究が進み、日本でも「男性更年期障害」を診療科目として掲げる医療機関がかなり増えてきましたが、まだ少し混乱が見られるというのが実情です。

この症状は心療内科？　それとも泌尿器科？

いま「混乱が見られる」と述べました。どういうことかというと、男性更年期障害の診療で難しいのは、まず入り口の相談なのです。

前項の冒頭で、さまざまな更年期症状を並べました。たとえば、「疲れやすい」「仕事にやる気が出ない」「自分がうつ病かと思う」などの場合は、心療内科やメンタルクリニックへ行くのが普通ですね。他方、「勃起力が落ちてきた」「性欲が落ちてきた」は、泌尿器科となります。

困るのは、双方にまたがっている場合です。たとえば「仕事にやる気が出ない」と「勃起力が落ちてきた」。これら両方の症状があると迷ってしまいますが、実際、このようにいくつかに重なっているケースが多いのです。

心療内科でも泌尿器科でも、更年期障害の診療に際して患者さんに問診票を渡し、記入してもらいます。どんな質問内容になっているのか、私たち泌尿器科の例から説明しましょう。

男性更年期障害は、国際的には「LOH症候群」と呼ばれています。そのLOH症候群の症状レベルを調べるものとして「AMSスコア」というものがあり、これが現在、世界共通の指標になっています。日本泌尿器科学会でも、17項目に及ぶそのスコアを取り入れており、それをまとめたものが次ページの表です。

ご覧になるとおわかりのように、17項目それぞれの症状に、自分の状態を「なし」から「非常に重い」の5段階に分けてチェックしていきます。それらが点数評価され、診断の参考になるわけです。

もし、みなさんがご自分の状態が気になるようでしたら、自己チェックする際の参考になるかもしれません。ただし、下段に記されている「訴えの程度」は、あまり気にする必要はないのです。あくまで診療の参考に過ぎません。たとえば「50点以上：重度」とあり

男性更年期障害の症状レベルを示すAMSスコア

	症状	なし	軽い	中程度	重い	非常に重い
	点数	1	2	3	4	5
1	総合的に調子が思わしくない （健康状態、本人自身の感じ方）					
2	関節や筋肉の痛み （腰痛、関節痛、手足の痛み、背中の痛み）					
3	ひどい発汗 （思いがけず突然汗が出る。緊張や運動とは関係なくほてる）					
4	睡眠の悩み （寝つきが悪い、ぐっすり眠れない、寝起きが早く疲れがとれない、浅い睡眠、眠れない）					
5	よく眠くなる、しばしば疲れを感じる					
6	いらいらする （当たり散らす、些細なことにすぐ腹を立てる、不機嫌になる）					
7	神経質になった （緊張しやすい、精神的に落ち着かない、じっとしていられない）					
8	不安感（パニック状態になる）					
9	体の疲労や行動力の減退 （全般的な行動力の低下、活動の減少、余暇活動に興味がない、達成感がない、自分をせかせないと何もしない）					
10	筋力の低下					
11	憂うつな気分 （落ち込み、悲しみ、涙もろい、意欲がわかない、気分のむら、無用感）					
12	「絶頂期は過ぎた」と感じる					
13	力尽きた、どん底にいると感じる					
14	ひげの伸びが遅くなった					
15	性的能力の衰え					
16	早朝勃起（朝立ち）の回数が減少					
17	性欲の低下（セックスが楽しくない、性交の欲求が起きない）					

（日本語訳：札幌医科大学医学部泌尿器科）

合計点数／症状の程度　17〜26点：なし、27〜36点：軽度、37〜49点：中等度、50点以上：重度

ますが、そのスコアが出たとして、「ああ、オレは完全に病気なんだ」と思い込むとしたら、まるで逆効果になってしまいます。

このＡＭＳスコアは泌尿器科用の症状分類ですが、診療内科やメンタルクリニックでは別の問診票を使用します。「ＭＩＮＩ問診票」と呼ばれるもので、「気分変調性障害」かどうかを診断するものですが、実はＡＭＳスコアと質問内容がよく似ているのです。

なぜなら、男性更年期症状が心療内科と泌尿器科の双方にまたがるからなのですが、ここに混乱が生じることもあります。というのも、自分がいくつか気になる症状があった場合、性に関する相談はしにくく、まず心療内科を訪ねる方が多いのです。

心療内科の治療で症状が治るのなら、なにも問題ありませんが、いっこうに改善しない人もいます。そのため、あとで当クリニックを訪れ、完治した例もあります。その事例を具体的にお話ししましょう。

うつ病と診断され休職、薬漬けになってしまい……

患者さんは47歳、中堅電器メーカーの海外事業部課長でした。課長に昇進したのは3年前、海外工場の人事担当責任者として、グローバル化の波が押し寄せる最前線で多忙な日々を送っていました。家庭には専業主婦の奥さん、大学生の息子と高校生の娘。会社では働き盛りの中堅管理職、家庭では一家の大黒柱、まさに責任世代の典型です。ご主人もまた、その責任を果たそうとバリバリ頑張っていました。

中学高校時代は野球部のスポーツ少年だったご主人は、自分の健康には人一倍自信をもっていました。会社就職後、運動とは無縁になったものの、体力にまかせ徹夜仕事も平気でこなし、毎年の健康診断でも問題はありませんでした。奥さんとの性生活は、二人のお子さんが生まれたあとは間遠《まどお》になり、課長になってからは頻繁な海外出張などもあり、ほとんど交渉がなくなっていました。

それでも気にすることなく元気に働いていましたが、1年ほど前から心身に変調を感じるようになったのです。それまでは平気だった残業がきつくなり、疲れて帰宅してからも食欲がなくなってきました。もともと酒好きで、疲れを癒すためによけい酒量が増えました。寝つきが悪くなり、眠ろうとして飲む寝酒も増え、夜中にトイレに立つことが多くなり、当然、眠りも浅くなったのです。

心配した奥さんにお酒を控えるように言われると、イライラしてつい逆ギレしてしまいます。性生活はなく、性欲すら感じません。朝の出勤も、体が重い感じです。それまで部下たちより早く出社していたのですが、遅れがちになってしまいました。そのうえ、以前はテキパキと部下に仕事の指示を与えていたのに、何かにつけためらうばかり。

こんな生活が続き、さすがに不安になったご主人は会社近くの心療内科を訪れました。診察前に手渡された問診票を読むと、半分以上が思い当たる症状でした。正直に記入したご主人に、担当医は会社での仕事内容を尋ねたあと、告げました。「うつ病です」。思いもよらない病名に驚いていると、追い打ちをかけるように言われました。

「放置しておくと重症化し、取り返しがつかなくなります。診断書を書きますから、とりあえず3ヵ月間休職して、服薬治療を受けてください」

ちょうどそのころ、海外工場の移転が決まり、その準備が始まっていました。そんなときに3ヵ月間も会社を休むことは考えられません。「とにかく上司と相談します」と答えるのが精いっぱいでした。出社して部長に診断書を見せると、「こんな時期にうつ病とは、キミ、どうするつもりだ?」と困惑の表情。

妥協案として1ヵ月間会社を休み、治療することになりました。入社以来、ろくに休暇も取らず働いてきたご主人にとって、1ヵ月だけでも大きなブランクです。しかし、「放置すると取り返しがつかなくなる」という担当医の言葉が重くのしかかっていました。

治療がスタート。精神安定剤と睡眠薬を処方され、担当医の指示通りに服用しましたが、いっこうに改善の兆しが見えません。それどころか、薬の副作用でめまいやふらつきが起こり、自宅の階段で転んだりしました。「あなた、しっかりしてね」とオロオロする奥さんを見ると、苛立ちと不安がつのるばかりです。1ヵ月後、担当医に「このままじゃ治りません。半年間の休職が必要です」と告げられ、薬もより強いものが処方されるようになったのです。

結局、初めの1ヵ月を含め、7ヵ月間も休職しましたが、症状は良くなりません。こんな状態が続くと自分のサラリーマン生活が終わってしまうと焦っていたところ、大学生の長男がネットを検索し、「お父さん、もしかしたら男性更年期障害かもしれないよ。ここへ行ってみたら」と勧め、訪れたのが私のクリニックでした。

診察してみると、たしかにうつ病と診断されても仕方ない症状でした。しかし、強い向精神薬も効かないということは、うつ病ではない可能性が高く、男性ホルモン補充療法を提案しました。同時に、運動不足のうえ、酒好きでタバコも吸うご主人に、生活習慣を改めるよう促し、具体的な運動トレーニング法などをアドバイスしました。

心療内科の通院はやめ、当クリニックでの治療に専念した結果、3カ月ほどで明らかに心身に変化が現れてきました。活力を取り戻しかけたのです。ご主人は「すぐにも復職を」と希望されましたが、無理のない範囲で出社し、通院での治療を続けた結果、さらに3カ月経ったときはすっかり元気になり、完全復職を果たされました。

その翌月、奥さんともどもクリニックへ訪ねてこられました。毎日、自宅で筋力トレーニングを行っているというご主人は、顔色も良く日焼けしています。休日には地元の少年野球チームのコーチをしているということでした。もちろん、仕事も順調で、すっかりブランクを取り戻したようです。

「おまけに先生、家内との夜も復活ですよ」とつけ加えるご主人の傍で、奥さんは笑顔を赤らめうつむいていたものでした。

更年期障害のはずが〝隠れうつ病〟もある

男性更年期障害とうつ病は、ともに心と体に症状が現れることから、境界線が曖昧ともいえます。ただ、先ほど紹介した事例のように、更年期障害にもかかわらずうつ病と診断された場合、深刻な事態にもなります。

うつ病の治療には、精神安定剤や睡眠薬などの向精神薬が使われます。これらは効果が証明されていますが、一方で副作用があり、依存性もあります。より強い薬を求めたり、服用量が増えたりするのです。事例の患者さんも、そのまま向精神薬に頼っていたなら、危険な状態に陥ったかもしれません。

男性ホルモン（テストステロン）補充療法は更年期障害の治療に有効です。うつ病をはじめ心の病にも効果があり、心療内科の先生方にもそれを知っていただきたいと、常々思っています。

そういう一方で、男性更年期障害治療に携わる私たち泌尿器科医が、逆にうつ病を見落としやすいケースもあるのです。いわば〝隠れたうつ病〟です。

ある日、42歳の患者さんがクリニックへ相談に見えました。問診票には「性的能力の衰え」「早朝勃起の回数の減少」「性欲の低下」の箇所に、「重い」のレベルにチェックが入っています。ところが、「具体的に話してください」と私が促しても、うつむいたきり口を開きません。

こういう患者さんもたまにはいて、たいがい羞恥心からで、何度か声かけするうちに話すようになるのですが、この方は応じないのです。もしかして勃起不能のインポテンツかと思い、こちらから尋ねると、「いえ」と否定しました。相変わらずうつむいたままですが、それをきっかけに少し話してくれました。

奥さんとの関係で、勃起はするものの、いざ行為となるとすぐに萎えてしまうと言います。「お子さんは?」と尋ねると、「いません」と言ったきり、また口をつぐみます。精神的な問題を抱えているのではと、あらためて問診票を見直すと、「総合的に調子が思わしくない」と「憂うつな気分」の箇所にも「重い」のチェックが入っています。

「何か、つらい経験をなさったのではないですか? 差しつかえなければ話していただけませんか?」。私がそう言うと、患者さんの目が潤み、涙がこぼれました。そして、訥々とした口調で語ってくれたのです。

患者さんと4歳下の奥さんは12年前に結婚。一度流産したあと奥さんに妊娠の気配がなく、半ば諦めかけていたころ、女の子が生まれました。ご主人も奥さんも目に入れても痛くないほど可愛がっていましたが、保育園児だった4歳のとき、交通事故で亡くなってしまったのです。

それが2年前のことです。突然のことで夫婦ともに衝撃が大きく、悲しみのどん底に突き落とされてしまいました。二人で支え合って乗り越え、三回忌を迎えた今年、もう一度子供をつくってやり直そうと話し合ったそうです。

しかし、乗り越えたはずの悲しみはいまも深かったのです。行為をしようとするたび、亡くなった娘さんが脳裏によみがえり、喪失感にうちのめされると言います。夫婦共働きですが、二人とも仕事に対する熱意も失い、ただ流されていくような日々……。

聞いていた私も、つらくなるような話です。これはもう更年期障害というより、明らかにうつ状態です。深い悲しみや喪失感をいやす専門的な治療が、なによりまず必要です。

そこで私は、ある心療内科を紹介することにしました。紹介状を書いてあげ、「そちらで良くなれば、あらためてEDの治療をしましょう。諦めることはないですからね」と送り出したのですが、これが思いもよらない結果になってしまったのです。

翌週、紹介先の心療内科医から電話が入りました。

「どうして、あんな重症のうつ病患者を送ってくるんですか！　自殺してしまうかもしれないじゃないですか！」

相手の先生は怒り心頭といった口調です。こちらは唖然とするばかり、そういう患者さんを救うのが精神医療ではないのですかと反論したいところですが、電話が切られてしまいました。なぜ、そんなことが起きるのでしょうか。背景には「メンタルクリニック」や「心のクリニック」の乱立があるような気がします。ちゃんと精神科の経験を積んだ先生がおられる一方で、リスクの高い内科や外科から転向したドクターもおられるようです。

送り返されたこの患者さんの場合、別の病院の精神科に紹介してあげました。いまも時々思い出しては、なんとかご夫婦ともに立ち直っていただきたいと願っています。

男性再活性化のためのホルモン補充療法

男性更年期障害で、病的な障害といえるものには、次ページの図にある五つの症状があります。

先ほど事例で挙げた患者さんは、幼い娘さんを事故で失ったことから「生きていくのもつらい」症状になり、それがED症状としても現れるという典型的な例といえます。

しかし、そういうケースはまれで、男性更年期障害の大多数の患者さんは、「なんとなくだるく、イライラしてしまう」とか、「性欲が落ちて、男としてもう終わりかと不安になる」などと訴えます。

男性更年期障害が疑われる症状

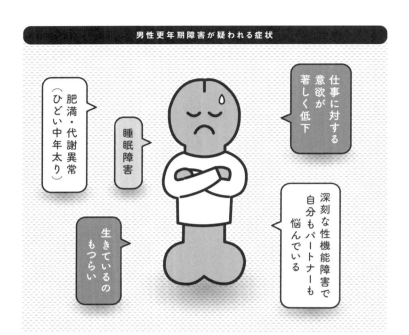

ここで、男性と女性の更年期障害の違いについて述べてみましょう。

女性の場合、生理が止まり、女性ホルモンの分泌量が急激に低下することから更年期障害が起こります。メンタル面や身体面に、いわゆる不定愁訴と呼ばれる症状が出てきます。男性も男性ホルモンが減少することによって活力を失い、さまざまな症状が出ますから、その点では同じです。

ただ女性は、一定期間の更年期症状のあと、男性ホルモンの影響が相対的に大きくなり、男性以上によりたくましく、元気になる例が少なくありません。よくダンナさんが「うちの女房、更年期のあと、色気はなくなったが、オレよりずっと元気になった」と、驚き半分でボヤくのはこのせいなのです。

一方の男性は、男性ホルモンが低下した代わりに女性ホルモンが働くかというと、そんなことはありません。つまりホルモンに関するかぎり、男性は女性のように再活性化するメカニズムにはなっていないのです。

男にとっては、なんともつらいメカニズムですね。それを補うのが男性ホルモン補充療法といえます。ただし、このホルモン補充療法が禁止というケースもあります。前立腺がんの場合と妊活中の場合です。

これら二つのケース以外は基本的に適応で、効果も証明されているホルモン補充療法ですが、一般的にはまだハードルが高いようです。筋肉注射によって注入することから、スポーツ界で悪名高いドーピングなどと勘違いしている人も少なくないようです。

また最近では、インターネットで強力な合成テストステロン（アナボリックステロイド）が出回っており、それを個人購入して不適切に使い続けると、無精子症やうつ病などの重篤な合併症を招くこともあります。

ちなみに新しい話題として、メンズヘルス学会で男性ホルモン補充療法に関する専門資格を設けるべきという流れになり、その第1回講習がこの原稿を書いている最中に開催され、私も参加しました。

繰り返しになりますが、男性ホルモン補充療法は適切に行えば、男性の健康寿命と人生の充実度を高めるためには非常に有効なのです。

筋トレによって90歳でも男性ホルモンが増える

男性更年期障害の治療で、男性ホルモン補充療法と並んで大事なのが生活習慣の見直しです。先に事例として挙げた電器メーカー勤めの方を思い出してください。心療内科でうつ病と診断され、7ヵ月も休職したもののまったく改善せず、息子さんのアドバイスで当クリニックに転院し、半年後に完全復職を果たしました。

その患者さんの場合、3ヵ月で目に見えて体質が変化してきました。ホルモン補充療法に加えて、生活習慣を改めたおかげです。生活習慣には大きく分けて食生活と運動習慣があります。

まず食生活ですが、これについては奥さんにもクリニックへ来ていただき、お話をさせてもらいました。といって、特別な話ではありません。ほかの患者さんにも常に言うのですが、「日本の伝統食である和食を、一日3回きちんと食べる」という、まったく当たり前のことです。日本だけでなく、各人種にはそれぞれ伝統的な食事がありますが、それがその人種の代謝のＤＮＡに関連していると、私は考えています。

ことに和食の場合、四方を海に囲まれた地形からもたらされる豊富な海産物、季節ごとの野菜、祖先の知恵が活かされた発酵食品など、栄養学的にもバランスが取れており、日本が男女ともに世界でトップクラスの長寿国である要因はその伝統食にあるとも言われています。また、体のエンジンの源ともなるタンパク質もしっかり摂りたいものです。

食生活とともに大事なのが運動習慣です。クリニックを訪れる患者さんに「ここ2、3週間のうち、息が切れるくらい激しい運動をしたことがありますか？」と尋ねると、ほとんどの方が「ありません」と答えます。これでは加齢からくる身体機能の衰えに拍車をかけるようなものです。

といっても、いきなり激しい運動をしろというのではありません。走ることもままならないならウォーキングからスタートする、スクワットや腕立て伏せから始めて少しずつ回数を増やす。そういう年齢や体力に応じたやり方でいいのです。大切なことは継続することで、私自身もジムで体を動かすことが生活の一部になっています。

筋肉とホルモンの関係については、近年の研究で驚くようなデータが次々に発表されています。筋肉がホルモンを出すなどということは、昔は誰も想像もしていませんでしたが、いまでは筋肉自体からホルモンが出ていることが解明されています。しかも、これは全年代にいえることなのです。90歳になっても筋力トレーニングによって筋肉量が増え、それにともない男性ホルモンや成長ホルモンがより多く出てくることが科学的データで明示されています。

少し専門的になりますが、筋肉のうちとくに重要なのが「抗重力筋」という、重力に対抗するために必要な筋肉です。体のなかの大きな筋肉、たとえばお尻とか太ももの筋肉、背骨を支える脊柱起立筋などは、体を重力から逆らってしっかりと起立歩行させるために不可欠な筋肉です。

これらを優先して鍛えることで体幹がしっかりとしてきます。また、大きな筋肉ですので、それを鍛えることで基礎代謝が常に高く保たれ、骨密度も上げていきます。さらに男性ホルモンの上昇や、成長ホルモンの分泌も明らかにプラスに働くということがわかってきたのです。個人的にいえば、スクワット運動は、非常に効果的です。ぜひ生活の中に取り入れてほしいと思います。

自分自身の人生観・価値観でハッピーに

この章の最後にあたって、とくに述べておきたいことがあります。

男性更年期障害や性機能障害について書かれた本や、ネット情報などが、世にあふれるほど出回っています。なかには必要以上に不安をあおったり、「この症状には、この治療を受けるべき」と決めつけたりするものも見受けられますが、盲目的にそれに従う必要はありません。

たとえば50代半ばの方が、とみに勃起力が落ち性欲もあまり感じなくなったとします。それに不満をもち、なんとか治したいと思うなら治療を受ければいいのですが、反対に、歳をとるにつれ衰えていくのは自然な流れと受け止め、「オレはもうセックスはいい」と考える人もいます。

「これからは趣味の写真に打ち込み、全国を撮影行脚したい」「セックスは関係なく、妻と年1回、ゆっくりと海外旅行したい」。そんなふうに考える人もおられるでしょう。

それでいいのだと思います。ご自分の人生です。自分や奥さんの価値観を大切にし、ハッピーに生きていけるなら、素晴らしいことではないでしょうか。

ただ撮影行脚であれ海外旅行であれ、あるいはほかの何をするにしても、基本は健康、最小限の基礎体力がなければなりません。自分の人生目標のために、先ほど述べた筋力トレーニングなどを、無理のない範囲で継続していただければと思います。

第 5 章

無知は犯罪——ヤバイ! これってアレだよね

——性感染症

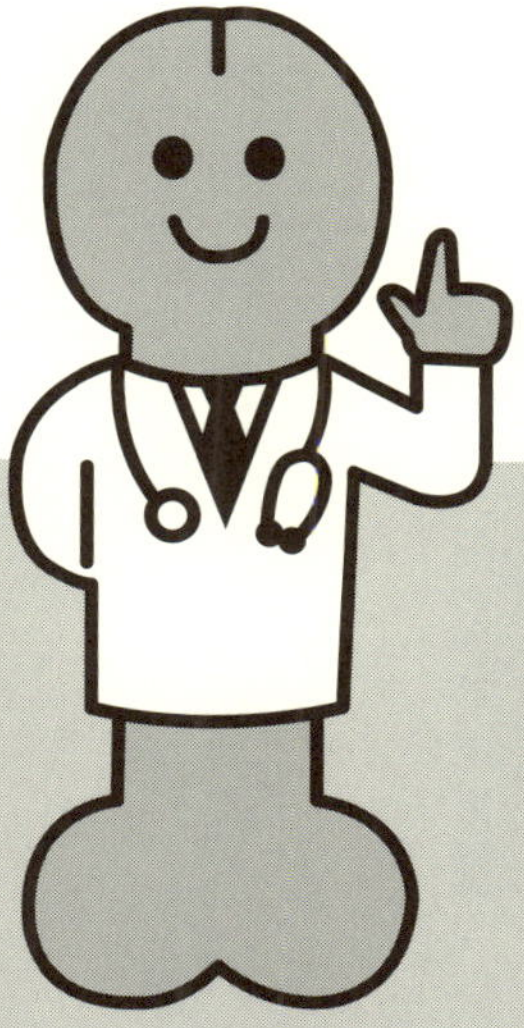

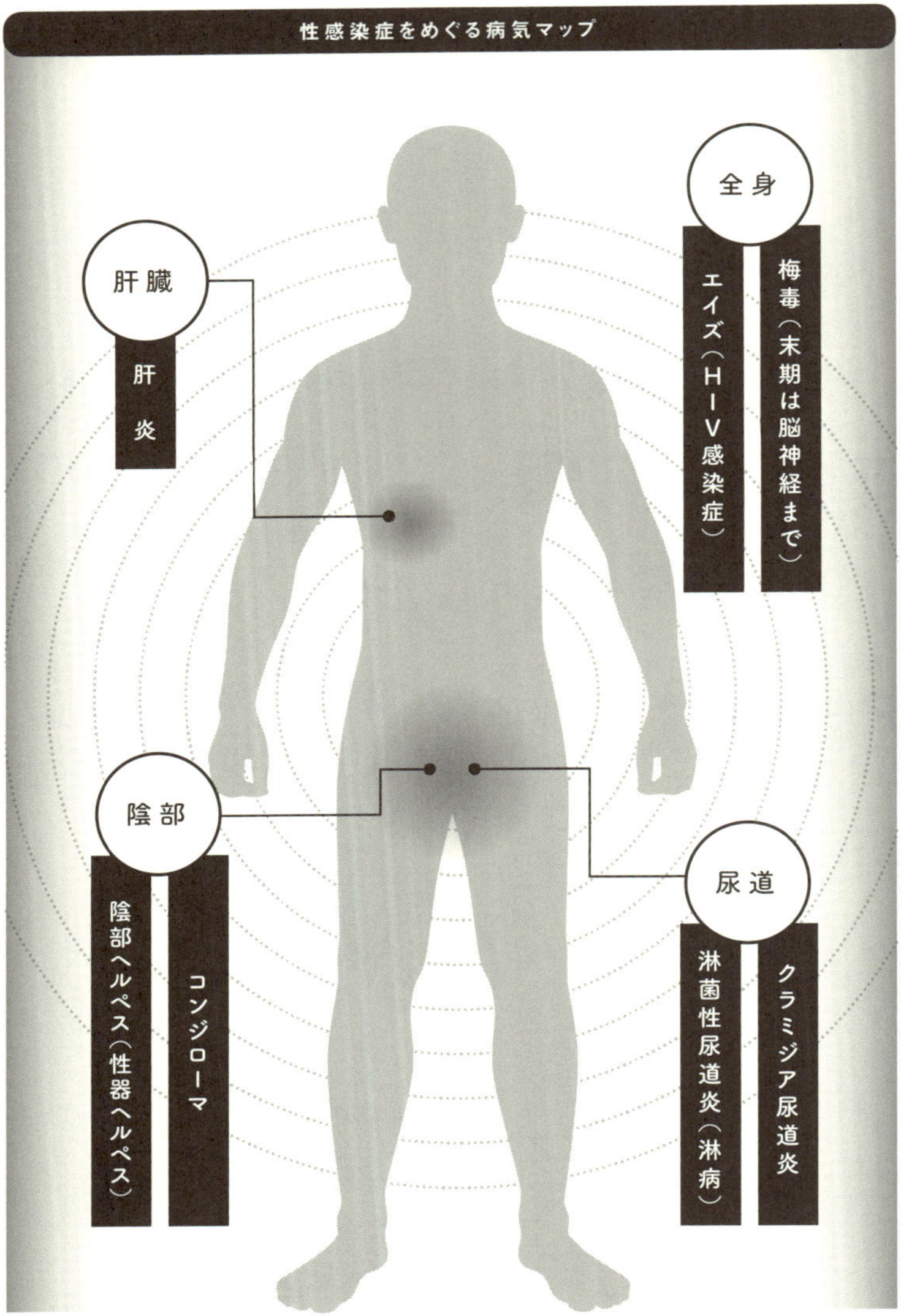

性感染症をめぐる病気マップ
全身
梅毒（末期は脳神経まで）
エイズ（HIV感染症）
肝臓
肝炎
陰部
コンジローマ
陰部ヘルペス（性器ヘルペス）
尿道
クラミジア尿道炎
淋菌性尿道炎（淋病）

梅毒の再流行、ほかの性病も急増している

先日、私が通っているジムの仲間が、休憩時間にこんな話をしました。私と同年配の彼には、高校生の娘さんと中学生の息子さんがいますが、その娘さんが夕食時にスマホの画面を見ながら、こう言ったそうです。

「ウメドクって、なに、パパ？」

意味がわからず問い返すと、「増えてるんだって、ウメドク。こわい病気らしいよ」。

梅毒のことだとわかり、彼は思わず「そんな言葉、家で口にするんじゃない！」と声を荒らげました。娘さんはキョトンとした表情になり、またスマホを片手に食事に戻ったそうです。

その話をしたジム仲間は、「梅毒がまた増えてきているということは、私も新聞で読んで知っていましたが、娘の口から聞くと、ドキッとするというか、ゾッとするというか……」と、困惑した口調で溜め息をつきました。

かつて日本の性病の代名詞のように呼ばれていたのが梅毒です。日本だけでなく世界で

も最も知られていた性病ですので、一定の年齢以上の男性ならどなたもご存知でしょう。特効薬ペニシリンの開発によって激減し、もはや死語になっていると思っている方も多いようですが、実はこの梅毒、近年になって日本でも海外でも再流行しているのです。

私のクリニックだけでも、多数の梅毒患者さんを治療しています。また梅毒にかぎらず、さまざまなタイプの性病関連の病気が非常に増えており、泌尿器科の現場にいると、危機感がつのってくるというのが現状です。

梅毒をはじめとする性病は、性行為によって感染しますので「性感染症」と総称されます。先ほどのジム仲間だけでなく、日本人は家庭内で性に関する話題を避けたがるものですし、まして性病となると口にするのもおぞましいという感じで、フタをしてしまいがちです。

しかし、知らなければすむというものではないのです。現在は、日本人の大学生から独身の会社員男性まで、気軽に海外各地へ旅行に出かけます。どこの国にも歓楽街があり、旅先の開放気分からつい女性相手の店に入ることもあります。また、日本の都会には性風俗店がいたるところにあります。

つまり、いつ、どこで感染するかもわからないのが性感染症です。そして自分が感染すると、奥さんやパートナー、恋人に簡単にうつってしまうのが性感染症の恐さなのです。

厚生労働省も性感染症の予防啓発に努めており、さまざまな活動をしていますが、毎年発行するポスターにこういう言葉があります。

「性感染症、相手が増えればリスクも増える」

「あなたが感染すれば、大切なパートナーにも感染する」

まったく同感です。この章では、そんな性感染症について正しい知識をもっていただき、もしかかった場合、どんな治療法があるかなどをお話ししていきたいと思います。

こんな症状が出たら、すぐに専門医に相談を

性感染症にはさまざまな種類の症例があり、発症する部位、症状の現れる時期、現れ方もそれぞれ違います。感染早期に症状が出る場合、しばらく経ってから出る場合、あるいは検査するまで無症状の場合などがあります。

排尿や陰部の症状に伴うことが多いため、恥ずかしい、他人に知られたくない、病院が怖いなどの理由からついつい受診をためらいがちになります。受診が遅くなると治療も時

間がかかり、またパートナーに感染させる機会も増えます。早く専門医に相談することがなにより大切なのです。

では、性感染症にはどんな症状が出るのか。よく見られる症状として、次ページの図に列挙したようなものがあります。

以下、主な性感染症の症例ごとに説明していきます。

●クラミジア尿道炎

日本人で最も多い性感染症が、クラミジア尿道炎です。この病気は、性的活動が活発な20代など若年層に多く見られます。

男性の場合、尿道や前立腺、精巣上体などに感染を起こします。多くが無症状なので、注意が必要です。排尿時の痛みや不快感などの症状が出る場合もありますが、感染後の潜伏期間が2、3週間と長いので、発見が遅くなりがちです。

このクラミジア尿道炎に感染すると、男性も女性も生殖機能に障害が生じることがあります。男性の場合、精子の通過経路である精巣上体に感染が強いと、無精子症の原因になりますし、女性では、卵管や骨盤周囲の炎症から不妊症の原因にもなります。

性感染症が疑われる症状

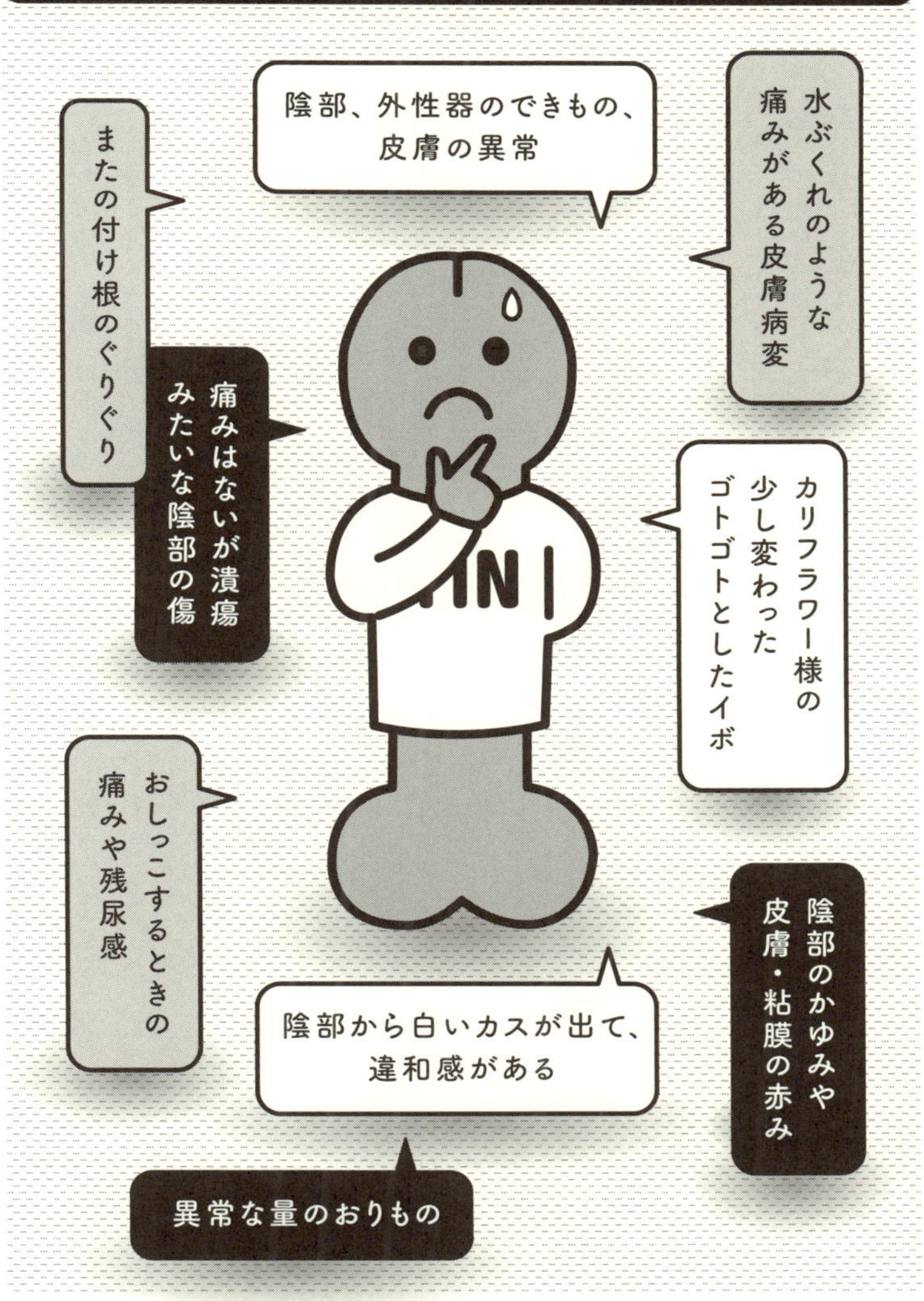

陰部、外性器のできもの、皮膚の異常
水ぶくれのような痛みがある皮膚病変
またの付け根のぐりぐり
痛みはないが潰瘍みたいな陰部の傷
カリフラワー様の少し変わったゴトゴトとしたイボ
おしっこするときの痛みや残尿感
陰部のかゆみや皮膚・粘膜の赤み
陰部から白いカスが出て、違和感がある
異常な量のおりもの

無症状だったり、明らかな自覚症状が少なかったりすることから、クラミジア尿道炎感染に気づかないまま、女性が妊娠・出産する場合があります。その場合、赤ちゃんは産道感染し、新生児炎症や結膜炎を起こすこともあり、自分自身だけの問題ではなくなります。

このように男女ともに留意すべきクラミジア尿道炎ですが、現在、効果の高い薬剤がいくつか開発されています。早く受診すれば、すみやかな治療が期待できます。そのためにも、自分やパートナーに感染の心配があるときは、ぜひとも医療機関で検査してください。

先に例を挙げた厚生労働省の性感染症予防のポスターに、こういうものもあります。

「検査しないと、おしおきよ」

若い人たち向けでしょうか、軽いタッチの標語ですが、意味するところは決して軽くはありません。

●淋菌性尿道炎（淋病）

淋病は梅毒と並んで、昔から世界的にもよく知られる性病です。一時期発症数は減少していましたが増加に転じ、日本でもここ20年ほど毎年連続して上昇傾向にあります。

この病気はクラミジアと同じように尿道・膀胱などに感染して尿道炎を起こしますが、

クラミジアとの違いは症状がはっきりしていることです。尿道に淋菌が感染すると、2〜10日ほどの潜伏期間を経て、ウミのような分泌物が出て、排尿時に痛みを感じます。ただし最近では、症状が一定ではなく、粘液状の分泌物が出たり、症状が出なかったりする例も報告されています。

治療に当たっては、抗生物質に抵抗力をつけた淋菌が多いため、飲み薬での効果は低く、第一選択は点滴療法になります。通常は一回の点滴で治癒することが多いのですが、何回か点滴治療の必要な症例もあります。

淋菌性尿道炎を放置すると、炎症が尿道以外にも広がります。また尿道の粘膜が傷つき、後遺症で狭窄（内腔が狭くなり尿が通りにくくなる）が起こると、少し厄介です。

厄介といえば、淋菌は咽頭（のど）や関節などほかの部位に感染を起こすこともあります。あとでまた述べますが、オーラルセックスによるものです。

さらに、国立感染症研究所によると、「最近の疫学的研究によれば、淋菌感染によりＨＩＶの感染が容易になると、報告されている」のです。

淋菌性尿道炎に特徴的なのは、何度も感染する患者さんが多いことです。昔から「梅毒に比べて淋病は怖くないし、治しやすい」という通説が広まっているせいかもしれませんが、実際は怖い病気なのです。

●コンジローマ

これは尖圭《せんけい》コンジローマとも呼ばれ、陰部中心に発生する「イボ」のような皮膚病変の性感染症です。ウイルス感染によって起こりますが、潜伏期間が長いのが特徴です。短い場合で3週間、長い場合は8ヵ月間、平均3ヵ月ほどで発症します。

初めはイボ状のものが陰部にでき、大きくなるとカリフラワー状になってきます。潜伏期間が長いうえ、イボ状のときは痛みもないので気づくのが遅れがちです。

外科的切除や専用の軟膏などによる治療がありますが、亀頭や尿道周囲には専用の軟膏は使用できず、注意が必要です。

また、コンジローマの病原体であるウイルス（HPV）は、女性の子宮頸がんにも関連があり、パートナーともどもでの治療が望ましい性感染症です。

●梅毒

人類最古の性病といわれているのが梅毒です。一説では、コロンブスのアメリカ新大陸発見の際、ヨーロッパに持ち帰り、またたく間に広まったといわれています。定かではありませんが、それほど歴史の古い病気です。

先にも述べたように、ペニシリンの開発によって梅毒の発生は激減しましたが、絶滅したわけではなく、流行と減少を繰り返しています。厚生労働省の調査によると、日本では2010年以降、梅毒報告数は増加傾向にあり、17年の年間累積報告数は約5800件と、44年ぶりに5000件を超えています。

かつて梅毒が世界中で恐れられていたのは、病状が1期から4期まで、10年にもわたるためです。感染当初は陰部のただれのような病変から始まりますが、痛みもなく無症状なので気づかないうちに進行してしまうことがあり、無痛性潰瘍とも呼ばれています。

さらに3年間ほどにわたり、治療しなくても症状が自然に消えたり現れたりを繰り返します。最後の4期になると脳神経が侵され、いわゆる廃人状態に近いところまで進行してしまいます。加えて、先天梅毒として生まれる子供にまで影響が及ぶこともあるのです。

こう述べると、なんとも怖い病気と思われることでしょう。実際怖いのですが、現在ではきちんと治療すれば完全に治る病気になっていますから、必要以上に恐れることはありません。

患者さんは20代から50代と幅広く、働き盛りのサラリーマンが大半です。治療に当たって世界のガイドラインは、ペニシリン系抗菌剤の注射を続けるということになっていますが、会社勤めの人たちが毎日通院するのは難しく、日本では飲み薬で治療するのが一般的になっています。

梅毒治療で留意すべきは、まず早く発見することです。無症状のため、どうしても気づくことが遅れがちです。少しでも心配があれば検査を受けてください。血液検査によって感染が判明すれば、あとは治療ですが、かなり長期にわたることがありますので、根気よく受けることが必要です。しばしば、不十分な治療のまま放置され、治りきっていない梅毒患者さんも見られます。梅毒治療経験が乏しい医師がいるのも事実のようです。

また感染力の強い疾患ですので、奥さんやパートナーの検査も必須となります。恥ずかしい病気だからと隠していると、大切な人を巻き込んでしまうことにもなります。

●肝炎

肝炎という内臓の疾患はよく知られていますが、ほとんどの方が性感染症との関連性についてはご存知ないようです。しかし、B型肝炎をはじめ一部肝炎は性行為による感染もあるのです。

重症化することがある疾患ですので、心配な場合は受診が必要です。採血検査・腹部超音波検査などで判断できます。

●エイズ（HIV感染症）

一定年齢以上のどなたも知っているのが梅毒なら、現在の若い人たち誰もがその病名を知っているのがエイズでしょう。死に至る病として恐れられているエイズは、感染経路のうち最も多いのが男性の同性愛者間だったため、性的マイノリティーの問題もからめて欧米では数多く映画化されたりしています。

最初に指摘しておかねばならないのは、「HIV感染症＝エイズ」と思っている人が多いのですが、厳密には違うということです。エイズは、HIV感染症の進行によってさまざまな合併症が出て起こる疾患です。

まずHIV感染症ですが、これはウイルス感染であり、感染者の多量のウイルスを含む体液が、粘膜や皮膚の傷から血中に侵入して感染します。HIVで怖いのは、ほぼ無症状のままの潜伏期間が長い点です。無症候キャリア期と呼ばれるこの潜伏期間は数年から十数年、平均で10年もあります。
そのため自分がＨＩＶ感染者であることに気づかないまま生活し、やがてエイズ発症となるわけです。発祥すると、悪性腫瘍やＨＩＶ脳症などを引き起こし、多くが死に至る経過をたどることから「ＨＩＶ＝エイズ＝死」という社会通念が世界中に広がっていったのです。

一時期、ＨＩＶ感染者であることを隠したまま性行為をした場合、これは相手に対する傷害罪ではないかという論議が世の話題になったことがあります。当時はＨＩＶ治療がまだ未熟で、ＨＩＶ感染がエイズに直結していたからです。私自身もある弁護士さんに尋ねたことがあります。答えは「立件されるかどうかは別にして、法的には傷害罪が成立する」ということでした。

それは自分がＨＩＶ感染者であることを知っており、その事実を隠したまま性行為した場合ですが、知らなかった場合でも当然、相手に感染させてしまう可能性が高いわけです。後者の場合は罪に問われることはないでしょうが、10年もの潜伏期間があるのです。無知ゆえの犯罪行為とでもいえばいいのでしょうか、そら恐ろしい気持ちになります。

ただし、ペニシリン開発によって梅毒が治る病気になったように、このＨＩＶ感染症にも希望の光が差してきています。先ほど述べたように、HIVウイルスが合併症を起こしてエイズを発症するのですが、最近ではそのウイルスに対抗する有効な薬剤が多数開発されています。それによって、エイズ発症をずいぶんと遅らせるコントロールができるようになったのです。

とはいっても、HIVが怖い性感染症であることに変わりはありません。また同時に、HIVがしっかりコントロールされている患者さんであれば、日常の社会生活のレベルではほとんど感染力はないといわれています。HIV患者さんに対する過剰な恐怖心や偏見を持たないようにしたいものです。

●陰部ヘルペス（性器ヘルペス）

水ぼうそうや、口角にできたりする、いわゆる痛みのある水泡などと同じ仲間のグループのウイルスから発症します。多くは水泡形成（水ぶくれ）して痛みがあり、熱が出たり、鼠蹊《そけい》部のリンパ節が腫れたりします。

辛い痛みもあり、放置すれば慢性的な疼痛だけがずっと残ってしまいます。再発もしやすい性感染症なので、初診から治療し、疼痛管理することが最重要となります。

どうして性感染症が増えているのか？

以上、主な性感染症について簡単に述べてきました。明らかな症状の出る症例、すぐには出ない症例、無症状のもの、潜伏期間が長いものと実にさまざまです。種類が多いだけでなく、梅毒の再流行をはじめ、性感染症全体の発生例が増えているのですが、これは日本だけではなく、世界共通の傾向のようです。その要因について少し考えてみたいと思います。

一番に挙げられるのは性産業の存在でしょう。人類最古の職業は売春業といわれるくらい、昔から性をめぐるビジネスはどの国にも見られます。国際的な人の往来が活発になるにつれ、性感染症も容易に国境を越えるようになりました。

日本にかぎって見ても、古くから遊郭や色街が各地にあり、大人の遊び場としてにぎわってきました。遊びの副産物ともいうべき梅毒や淋病は花柳病と呼ばれていました。なにかイキな名称にも聞こえますが、実態はすでに述べたようにイキとはほど遠く、本人はもちろん家族も巻き込むつらい病気でした。

現在の性産業は、従来型の店舗をかまえる性風俗店や街娼から、ホテルや客の自宅まで女性が赴く派遣型まで、めまぐるしくその形を変えています。5、6年前のことですが、東京近県のある風俗店が警察の手入れを受けたことがテレビ報道されました。その結果、外国人風俗嬢数人が入管法違反で検挙されたのですが、彼女たちはHIV感染者であることが判明しました。それまでも数年間、彼女たちは関東一円の風俗店を転々としていたそうです。日本人客のかなり多くがHIVに感染したかもしれません。

ここで言っておきたいのは、私は一概に性風俗店を非難しているわけではないということです。働いている女性たちにもそれぞれの事情があるでしょうし、頭ごなしに性風俗店を否定することは、人間の基本的な欲求である性欲を全否定するようなものです。否定ではなく私が懸念しているのは、性感染症が野放しになっている点です。

私のクリニックへは、ある風俗店の女性が月に1回、検診に訪れています。念入りに検査し、「今月も問題ありませんよ。よかったですね」と告げると、安堵の表情を見せます。彼女たちもまた、性感染症を恐れているのです。毎月の通院を義務づけているその店は良心的といっていいでしょうが、例外的と思われます。

では、どうすれば性感染症の野放し状態を防げるのか、一介の開業医である私には答えがないというのが正直なところです。せめて、その店のように定期的な検診を義務づける例が増えてほしいと願うしかありません。

こんな人が性感染症にかかりやすい

性感染症が増えている別の要因として、日本人の性に対する意識の変化もあるように思えます。「性の解放」とか「フリーセックス」という言葉が声高にとなえ始められたのは1960年代半ばでしたが、50年ほど経ったいまでは、そんな主張をするまでもなく、一般の人たちにまで性の自由化とでもいう意識が広まっているように見えます。

封建的な性意識に縛られていたことから自由になったという点で、それは良いことなのでしょうが、一方で不特定多数の相手と性交渉をもつという風潮も生まれてきたように思います。不特定多数の相手と性行為を行えば、当然性感染症にかかる可能性も、またそれを別の相手に感染させてしまう可能性もともに高まります。

また近年では、未婚の男女が増え、生涯結婚しない非婚の人たちも増加しているという統計があります。これも不特定多数の相手と性交渉をもつ原因のひとつになっていると思われますし、男性でいえば性風俗店に足が向くことになります。

もちろん、不特定多数の相手と性交渉をもつ人や、風俗店に通う人がみな、性感染症にかかるわけでないことは言うまでもありません。ただ、もし相手が性病にかかっている場合、感染する率が格段に高くなることは間違いありません。とくに仮性包茎の人は要注意です。

第2章でも述べたように、仮性包茎の場合、皮をかぶっていますので慢性的に汚れており、いろんな細菌やウイルスに侵されやすく、性病の罹患率は何倍も高くなります。WHOがHIV予防のため、適切な仮性包茎の手術を呼びかけているほどです。

懲りない患者さん・女性に諭された患者さん

性感染症をめぐっても、さまざまな人間ドラマが展開されます。そのいくつかをお話ししましょう。

クリニック開業以来の患者さんで、30代半ばの方がいます。この方は、ここ5年間でなんと3回も梅毒に感染しているのです。

仕事は自動車のセールスマンで、腕ききなのか、かなりの高収入のようです。「結婚して女房に縛られるのはごめん」という考えらしく、何人かのガールフレンドがいるうえ、月に1回は風俗店へも通っているそうです。

最初に梅毒にかかり、治療して完治しましたが、半年あまりのちにまた来院しました。検査すると梅毒です。「また、かかりましたね」と言うと、「いやぁ」と苦笑いするだけです。そしてその翌年、またもや梅毒。「今度ばかりは懲りたでしょう？」——私がそう言っても、やはり苦笑いするだけ。

まったく懲りない患者さんと、呆れるしかないですが、その反面、考え込まされました。何人ものガールフレンドがいて、風俗店にも通う患者さんは、誰から梅毒をうつされたのかわからないと言いますが、治療中にも女性たちとのつきあいを続けていたフシがあります。「この病気は感染力が強いですから、相手の方にうつさないように注意してくださいね」と私が言っても、本人はあまり気にしていない様子です。その無頓着な背後で、それこそネズミ算式に病気が広がっていることを想像すると、危機感がつのってきます。無症状の病気ですから、感染した相手が気づかないまま進行してしまう可能性を考えると、暗澹たる気持ちにもなります。

実は、こういう再発例は梅毒でも淋病でも少なくないのです。前述したように、かつては恐れられていた梅毒や淋病が治しやすい病気になったことが、かえって気の緩みになっているのかもしれません。

そうかと思えば、こんな患者さんもいます。60代前半で、会社を定年退職して間もない方です。定年から半年後、奥さんに膵臓がんが見つかりました。検査すると、すでに手の施しようのない末期で、わずか数ヵ月後に他界しました。

子供は独立して東京の会社勤め、奥さんに先立たれた患者さんは、突然一人きりになったわけです。会社員時代は謹厳実直を絵に描いたような生活ぶりだったそうですが、「寂しくてたまらない毎日」になってしまいました。その寂しさを紛らわしたく、それまで見向きもしなかった風俗店に、つい入りました。

相手の若い女性は、亡くなった奥さんの若いころとどこか面影が似ていたそうです。結婚してから初めて奥さん以外の女性に触れたのですが、面影を求めて通うようになりました。ところが数回通ったあと、店に行くと、彼女は辞めてしまっていました。

落胆し、もう風俗店通いはやめようと考えましたが、もしかしたらまた奥さん似の女性に出会えるかもしれないと思い、別の店へ行ったのです。相手の女性は奥さんとは似ても似つかぬ人でしたが、これが意外な結果になりました。

裸になった彼を見て、「おじいちゃん、おちんちんに妙なものができてる」――女性がそう言い、陰部を指差しました。少し前から小さなシコリができていたのですが、痛くもかゆくもなく、気にしていなかったそうです。

「悪い病気かもしれへん。ちゃんとお医者さんに診てもらわんとあかん。ええな？」

そう言われて訪れたのが私のクリニックでした。話を聞いた私が陰部を診察すると、たしかに硬結（シコリ）がありました。梅毒の初期に見られることのある症状です。

検査の結果は、やはり梅毒。それを告げると、この病気の怖さを知っている年代の患者さんは、一瞬息をのみ、驚愕の表情を浮かべました。「大丈夫ですよ。いまは治る病気ですから」――私の説明に対し、「ほんまですか、ほんまに治るんですか？」と、すがるような口調で何度も問い返していました。

数ヵ月後、患者さんの治療は終了。もちろん、完治です。「ありがとうございます」――深々と頭を下げた患者さんは、しみじみとこう口にしたものでした。

「バチが当たったんやと思います。死んだ家内に代わって、それをあの女性が諭してくれたのかもわかりません。これから墓参りして、家内に報告してくることにします」

性行為がなくても、感染することがある

ここまで述べてきたように、性感染症は性行為によって感染するのが通常ですが、まれに性行為がなくても感染する場合もあります。参考までにその話もしておきましょう。

黒澤明監督の古い映画に、梅毒感染をテーマにした作品（「静かなる決闘」）があります。太平洋戦争中、従軍医として戦地に赴いた若い外科医が執刀中、誤って患者の血液に素手で触れてしまいます。この患者が梅毒にかかっていたため、その血液に触れた外科医も感染してしまったのです。

戦争が終わり、外科医は日本へ引き揚げました。彼には出征前に婚約した女性がいましたが、理由を告げないまま、婚約を破棄します。もちろん相手に病気をうつさないためですが、それを告げられない外科医、突然の別れを告げられた婚約者、二人の苦悩を中心に映画は進行します。梅毒の治療が困難だった当時、この病気がいかに恐れられ、人の運命をも変えてしまうかということが切々と伝わってきます。

細菌性の性感染症の代表が梅毒だとすれば、ウイルス性の性感染症代表はＨＩＶ感染症

ですが、このＨＩＶも性行為がなくても感染する場合があるのです。

日本でのＨＩＶ感染者の感染経路別累計（２００８年末まで／出典・メディックメディア刊「病気が見える」⑥）を見てみると、１位が同性間の性的接触、２位が異性間の性的接触で、両者合わせて82％となっていますが、３位に静注薬物濫用が挙げられています。その内訳を見ると、注射の打ち回し・医療従事者の針刺し事故・ＨＩＶ混入血液製剤の使用となっています。最後の血液製剤については、かつて薬害エイズ事件として大きな社会問題にもなりました。

ＨＩＶが世界各地で発生し、世界中に衝撃が走った当初、ＨＩＶ患者と握手するだけでも、汗から感染するという噂が飛び交いましたが、それは間違いです。ＨＩＶは感染者の体液（血液、精液、膣分泌液）が粘膜や皮膚の傷口から血中に侵入して感染するのです。

ただ、ＨＩＶ感染症は母乳から赤ちゃんに感染することもあります。この母子感染は梅毒でも見られます。また、ＨＩＶ感染症と梅毒との合併例も増加しており、その場合、病状は重篤化するという報告があります。

性行為によるものであれ、それ以外の経路によるものであれ、性感染症については「早期発見・早期治療」が何より大切です。自分自身のため、大事なパートナーのため、さらには子供のため、それを心がけていただきたいと思います。

フェイク情報を信じ込まず、正しく恐れよう

性感染症についてもフェイク情報というか、誤った噂や伝聞が広まっています。この章の最後にあたって、それについてお話しします。

●「コンドームを使えば安全だ」

これはほとんどの男性がそう信じ込んでいるかもしれません。公的な医療機関のホームページなどにも、「性感染症の予防のために、コンドームの使用を」と書かれていますから、信じ込むのも無理からぬことでしょう。

たしかにコンドームを使用すれば、予防に一定の効果があることは事実ですが、完璧ではなく、それが問題なのです。

たとえば、多くの男性はコンドームの着用をできるだけ遅らせようとします。コンドームなしに性行為をし、射精直前にコンドームをつけた場合、その間にすでに感染している

可能性があります。また、初めからコンドームを使用した場合でも、いわゆる中折れし、コンドームが外れてしまうこともあり、この場合も感染の可能性があります。

さらにいえば、「コンドームを使ったから心配ない」と思い込み、その後の経過に無関心になることが、性感染症の発見を遅らせることにもつながります。「絶対安全」などと信じ込まないことが大事です。

●「行為後に薬でうがいすれば予防できる」

通常の性行為に加え、口によるオーラルセックスを行うカップルが増えています。そういう人たちの間で、まことしやかに言い伝えられているのが「行為後にうがい薬でうがいすれば問題ない」という情報です。

ネットなどでは、具体的な商品名も挙げられていますが、専門医である私たちからすると、「うがい薬で予防できるほど、性感染症は甘くない」ということに尽きます。

●「オーラルセックスだけだから安心」

いま指摘したうがい薬にも関係しますが、「本番はせずにオーラルだけだったから、性病にかかるはずがない」という情報を信じ込んでいる人も少なくありません。

これも間違いです。私のクリニックでも、検査をしたところ、淋菌などが検出されることがよくあります。ご本人は「本番をしてないのに」と首をひねっていますが、オーラルセックスによって喉から菌が侵入したりするわけです。また、感染者の体液に触れることでもうつったりします。

現在の性風俗ビジネスでは、「本番なしで安心して楽しめる」と謳うさまざまな形態のサービスも登場しているようですが、決して安全安心などではないのです。先に紹介した厚生労働省の性感染症予防の標語に「オーラルでも、うつります。性感染症」という言葉もあります。その通りです。


以上、性感染症についていろいろと述べてきました。この章の最後に言いたいのは「正しく怖がること」の大切さです。

講師を務めている看護学科で、私はよく学生たちにこう話します。

「怖がったり心配したりするということは大事だし、人間の防衛反応として実に正しいことです。性病にかぎらず、感染症に対する恐怖は、人類の根源にかかわることで、怖くなくなったら終わりです。正しく怖がることが大切」

みなさんも、間違った情報を鵜呑みにせず、正しく怖がる意識をもって性生活をエンジョイしていただきたいものです。

第 6 章

歳だからと諦めない。誰にも言えないシモの話

―― 尿のトラブル

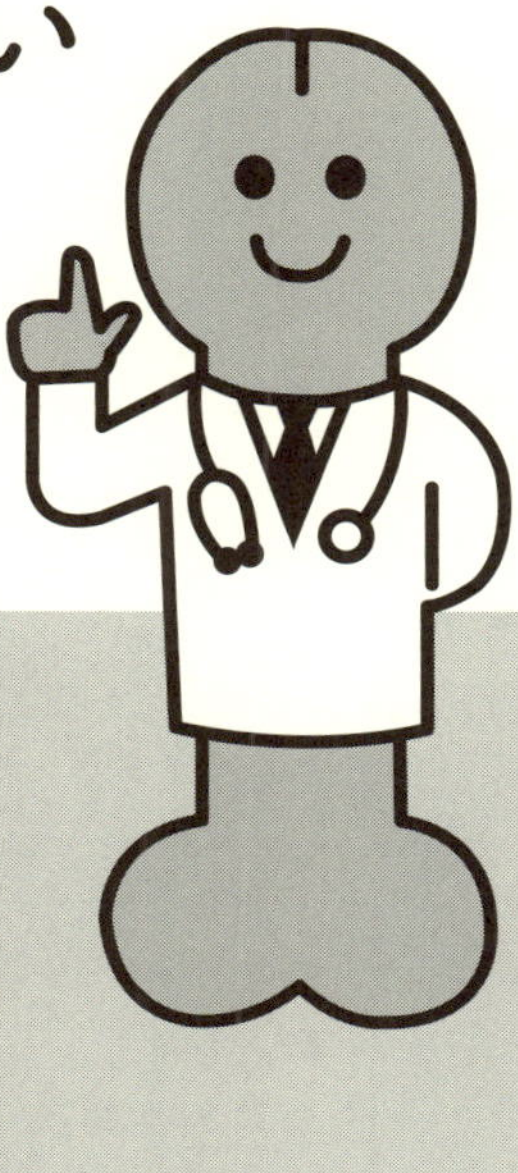

泌尿器をめぐる病気マップ

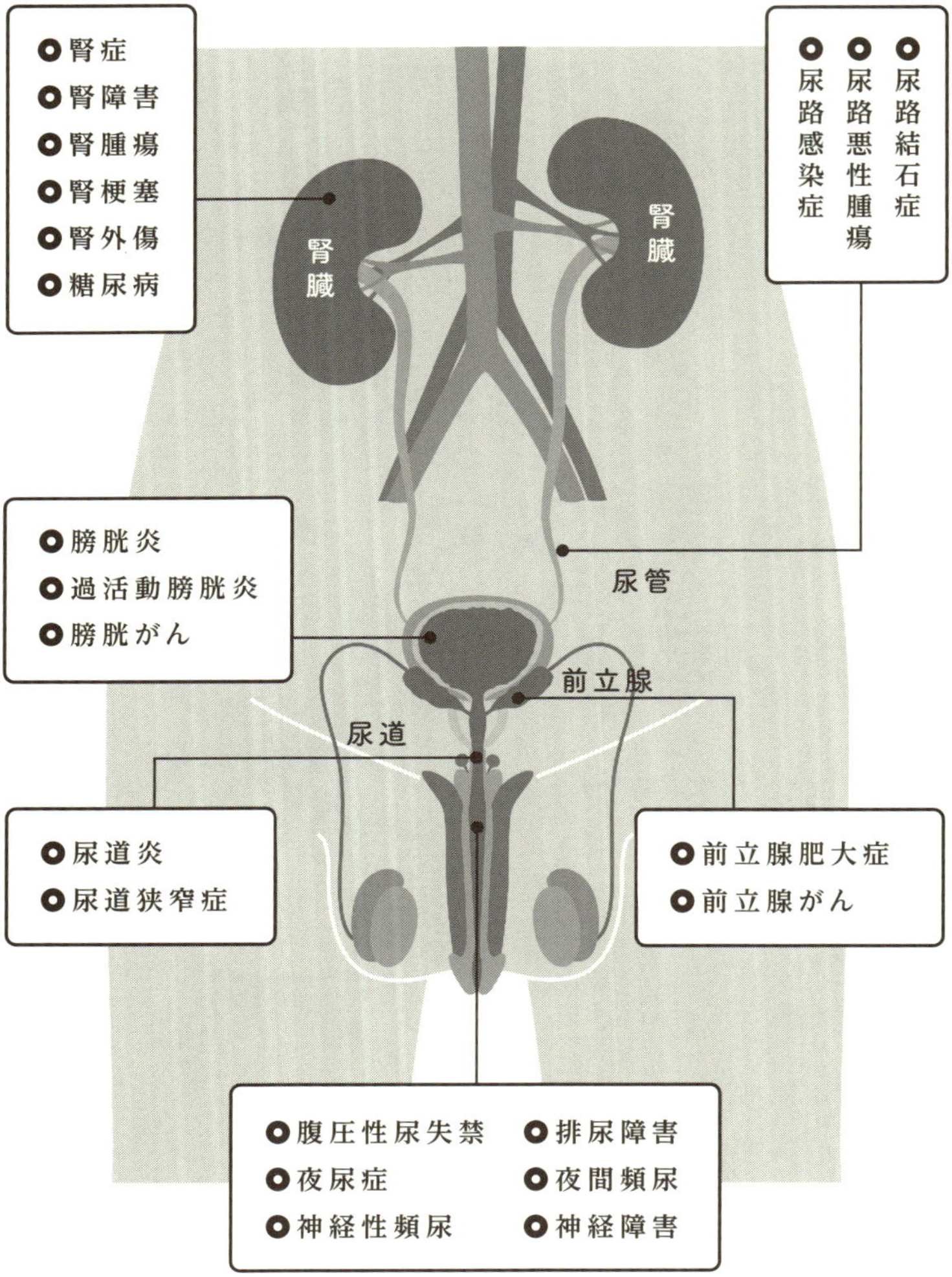

「たかが、おしっこ」ではなく「されど、おしっこ」

ここまで本書を読んでこられた皆さんのなかには、泌尿器科というのは、男性の性的な病気やトラブルを専門領域にしている医療機関、そう思われる方もおられるかもしれません。しかし、そうではありません。もちろん、男性生殖器の問題も大事な診療科目ですが、泌尿器つまり尿に関する領域が基本なのです。

泌尿器とは尿をつくり排出する器官の総称で、左右の腎臓・尿管・膀胱および尿道からなっています。これらのどれかに異常が生じると、排尿のトラブルとなって現れます。

巻末の部位・症状別病名索引「排尿」をご覧になってください。ひと口に排尿といっても、こんなに症状が多いのかとびっくりされるかもしれません。そしてそれぞれの症状の背後に、重大な病気が隠れていると知れば、もっと驚かれることでしょう。

排尿は、生まれてから死ぬまで、誰もが日常的に行う生理活動です。若いころは、排尿についてとくに意識することもないのですが、それは健康だからです。しかし、歳をとるにつれて、ふと、おしっこの出方や回数が気になってきます。

そうなったときが、泌尿器科受診のタイミングなのですが、実際には、「このくらい問題じゃないだろう」とか、「歳のせいだから仕方ない」と自分で思い込み、なかなか受診しようとしません。結果、症状がひどくなって泌尿器科へ駆け込むと、重大な病気が見つかったりするわけです。

例をとってお話ししましょう。「前立腺肥大症」は男性特有の疾患ですが、潜在的な患者さんまで含めると、60歳以上の半数が発病していると見られています。その前立腺肥大症では、最初にどんな症状が出るかというと、次ページの図に列挙したようなものがあります。

これらの症状が続くようですと、前立腺肥大症の可能性が高いといえます。さらには、ほかの重大な病気も隠れているかもしれません。毎日のことですので、「たかが、おしっこ」と軽く見てしまいがちですが、実は「されど、おしっこ」なのです。

この第6章では、尿に関するさまざまなトラブルや、背景にある病気、治療法などについてお話ししていきましょう。

前立腺肥大症が疑われる症状

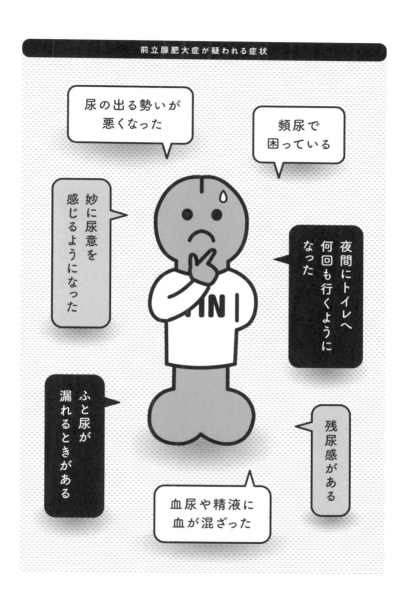

あなたの健康状態を知らせる「おしっこ」

まず知っておいていただきたいのは、毎日行う排尿は、自分の健康状態を示すバロメーターだということです。

おしっこの異常を「排尿障害」と呼びますが、なんらかの異常が尿に現れた場合、体のどこかに病気が隠されている可能性が高いのです。それを見逃さないためには、毎日の自分のおしっこに注意を払うことが肝心です。

以下、主な排尿障害について述べます。なお、症状に関連する重大な疾患については、あらためて述べることとします。

●見た目の異常（色・濁りなど）

どなたも、おしっこをするときは、目の前の便器に注がれる尿を見ながらしますので、見た目ですぐに「おかしい」と気づくことができます。

本来の尿は透明で、淡黄色ですが、ほかの色がついたり、濁ったりしている場合があります。これらは体調を示すサインであり、隠れた病気の兆候でもあるのです。

・黄褐色・赤褐色

これらの尿の色は、普段とは違っていても、みなさんも何度か経験されていることでしょう。たとえば水分補給が十分でないまま激しい運動をして、大量の汗をかいたあと、尿が黄褐色になります。また、風邪をひいて熱が出たりすると、赤褐色の尿が出ます。

どちらも一過性のものですから、とくに心配することはありません。

・黄緑色・濃緑色

食品には、さまざまな着色料が使われています。特定の食品を好んで食べていると、使われている着色料の色が尿に出てくる場合があります。また、ビタミンB_2薬の服用でも、尿が黄緑色になる場合があります。

これらは、その食品の摂取・薬の服用をやめれば尿の色は正常に戻ります。もし、やめても濃い黄色の尿が出る場合、肝臓などの病気も考えられますので、早めに受診を。

・赤色（血尿）

尿の色の変化で、一番留意すべきが赤色（血尿）です。血尿は突然出ますので、便器の中の真っ赤な尿を見てどなたもびっくりします。これは肉眼的血尿と呼びますが、痛みはまったくなく、1回きりで終わったり、2、3回続いたりすることもあります。

心配になってネットなどで調べ、「ストレスが原因になっている場合もある」と書かれているのを読んだとします。すると、「このところ、仕事がきつくてストレスが溜まっていたから」と自分で決め込んでしまいがちです。

しかし、血尿の背後には、尿路感染症や膀胱がんなどの腫瘍性疾患、腎臓や尿管の結石症、糸球体性腎炎などの腎臓疾患など、多数の病気が隠れている可能性が高いのです。たとえ1回きりで終わっても、必ず泌尿器科で精査してもらってください。

見た目ですぐにわかる肉眼的血尿とは別に、尿潜血もあります。職場や学校での検診で、尿の潜血反応がプラス（陽性）になった場合も、同じように受診が必要です。症状が軽くとも、血尿は油断できないのです。

・尿の濁り

尿路に炎症などが起きている場合、尿が濁ることがあります。この場合、尿路感染症が疑われます。また、ウミが原因の化膿性のものもあり、早めの受診をお勧めします。

・尿の泡立ち

おしっこをすると泡立つ。多くの方が日常的に経験なさっていることでしょう。普通はすぐに泡は消えますが、いつまでも消えない場合や、泡立ちの量が非常に多い場合、尿たんぱく異常の可能性があります。

この尿たんぱくの異常は、症状がなくても検診などで引っかかることが少なくない疾患です。程度もさまざまですが、糸球体性腎炎、ネフローゼなどの重大な腎臓疾患が関係している場合もあります。

・尿の臭い

原因がわからず悪臭を感じる場合、尿路に炎症性や化膿性の病気が生じている疑いもあります。また糖尿病を患っている方の場合、尿から甘酸っぱい臭いがすることがあります。

・尿が出にくい、勢いが悪い

尿意を感じてトイレへ行っても、すぐに尿が出ず、出始めるまでに時間がかかる。出ても勢いが悪く、スピードも遅くて、おしっこの時間が長い。尿が細く、ちょろちょろした感じで、とぎれとぎれに出る。

これらの症状があると、まず一番に可能性の高いのが前立腺肥大症です。ほかにも尿道狭窄症、神経疾患なども疑われます。

●尿の回数・量の異常

健康な成人の場合、一日の排尿の回数として教科書的には8回～10回が目安とされており、これを超えると頻尿となります。また、尿の量については、一日に0・8～1・5リットルであり、これを大きく超える場合を多尿、逆に少ない場合を乏尿と呼びます。

これら尿の回数や量の異常は、ほかの排尿障害と同じように背後に重大な病気が隠れていることがあるうえに、日々のＱＯＬ（生活の質）を低下させます。以下、主な症状について述べますが、心配な場合は、泌尿器科で適切な治療を受けましょう。

・頻尿

これには夜間頻尿と日中頻尿があります。まず夜間頻尿ですが、もともと就寝中に1回も尿意を感じて起きることがなかった人が1回起きるようになる、1回程度だった人が複数回起きるようになる、そんな場合がありますが、目安として3回以上起きるようになれば、夜間頻尿といえるでしょう。

関連する病気としては前立腺肥大症、糖尿病、腎障害、心臓疾患などが考えられます。それらの疾患がなくても、就寝中に何度も起きると睡眠障害が生じます。寝不足から昼間に眠くなるようなら専門医に相談を。

一方、日中頻尿にはさまざまなケースがあります。たとえば映画館にいるとき、映画を観終わらないうちにトイレへ行きたくなる、ちょっとしたバス旅行中にトイレへ行きたくなる、会社での会議中とか講習中にトイレへ行きたくなるなどのケースです。

それらの多くは神経性頻尿ですが、よく調べると膀胱炎、過活動膀胱、膀胱がん、前立腺肥大症が見つかることもあります。

頻尿の治療については、さまざまな薬が開発されており、その服用が中心になりますが、原因となる疾患がある場合は、そちらの治療が最優先となります。

・尿失禁（尿漏れ）

あるおむつメーカーの調査（出典・山西友典監修『尿トレ』方丈社刊）によると、尿漏れのある人は40代の女性で約30パーセント、男性で約23パーセントというデータが出ています。これが50代では女性約38パーセント、男性約26パーセントとなっています。つまり、40代から50代にかけて3人に1人が尿漏れという調査結果ですが、泌尿器科の現場から見ても、ほぼ実情に近い数字だろうと思います。

データにもある通り、尿漏れはとくに中高年女性に多いものです。この年代の女性はこっそり尿パッドを使ったりしていますが、尿が漏れるとなんともうっとうしい気分になるものです。症状が進むと、外出できずに家に引きこもったり、尿漏れうつ病を発症したりする例もあります。

もちろん、女性にかぎりません。働き盛りの男性でも、たとえば大事なクライアントとの打ち合わせ中に尿意を感じたとします。しばらく我慢しても限界近くになり、相手に断ってトイレへ駆けつけますが、その前につい漏れてしまう、こんな例は珍しくありません。また、排尿を終えてズボンのチャックを上げたあと、しずくのように漏れることもあります。そうして、ズボンの前にシミがついたりすると、恥ずかしくて気もそぞろになってしまいますよね。

この尿失禁は、腹圧性尿失禁と切迫性尿失禁、その複合型に分けられます。腹圧性尿失禁は、とくに中高年女性に多く、個人差はあるもののほとんどの女性に起こります。つまり、数えきれないほどの女性が尿失禁症状を抱えているわけですが、おしっこの悩みとなると、家族にも誰にも言えず、病院へも行けないという人が多いのです。

私のクリニックにも、10年近く悩んだ末にやっと意を決し訪れた患者さんもいるほどです。どうか勇気を出して受診してください。効果のあるいろいろな薬があるほか、重症例であれば、経膣的尿失禁手術によって治療する方法もあります。

もうひとつのタイプ、切迫性尿失禁は急な尿意にともなって、不意に尿が漏れてしまうことで、膀胱の神経が過敏になったような状態です。

・多尿・乏尿

暑い季節になると水をよく飲みますが、それにつれて尿の量も多くなります。また水分補給をしながら運動をしていると、汗と同時に尿も多くなります。これはごく当然のことで、まったく問題ありません。

ただ、暑くなくても運動しなくても、なぜか喉が渇き、水をたくさん飲み、多尿になる場合があります。このケースでは、背景に糖尿病や腎臓病が隠れていることがあります。

糖尿病を例にとると、尿にたくさんの糖が出るため、浸透圧の加減で尿の量が非常に増えるわけです。したがって、多尿プラス頻尿の症状があるなら、糖尿病が疑われます。

一方の尿の量が少なくなる乏尿では、前立腺肥大症、前立腺がん、腎臓病などが背景にある可能性があります。

多尿・乏尿ともに痛みなどの自覚症状はありませんが、早めに泌尿器科を受診したほうがよいでしょう。それによって、背景にある大きな病気を見つけ、進行する前に治療することができるのです。

●排尿の質の異常

おしっこするときに痛みを感じたり、残尿感を覚えたりする症状があります。これらは、いわば排尿の性質の問題といえます。

・排尿の痛み

おしっこをする際、下腹部に痛みを感じることがあります。これを排尿痛と呼びます。排尿痛には、おしっこの出始めのころに痛むもの、し終わったころに痛むもの、さらには初めから終わりまで痛むものの三つの症状があります。いずれの場合も、強い痛みをともないます。

どの症状も、尿道炎、膀胱炎、尿路結石、膀胱がんなどの可能性があります。早急に受診してください。

・残尿感がある

おしっこしたあと、まだ出切っていないように感じるのが残尿感です。残尿感がある場合、膀胱には実際に尿が残っており、そのため、すぐにまたトイレへ行きたくなります。残尿感の背景には、前立腺肥大症、膀胱炎、尿管結石、尿路感染症などの可能性があります。

・尿意を感じにくい

神経障害の疾患がある場合や、糖尿病にかかっている場合、尿意を感じにくくなることがあります。

・無尿、尿閉

これは尿の量に関するトラブルですが、乏尿よりさらに排尿量が少ないものを無尿、排尿ができなくなった状態を尿閉と呼びます。前立腺肥大症や前立腺がん、腎臓病などが疑われ、泌尿器科での精密検査が必要です。

おねしょの子供、「起こさず・怒らず・焦らず」に

ここまで成人の尿のトラブルについてお話ししてきましたが、子供の夜尿症（おねしょ）も大事な問題です。

おねしょに関しては、泌尿器科のドクターも考え方がさまざまです。「おねしょは自然なことで、ほうっておいても治る」と積極的な治療をしない医師もいます。それはそれでひとつの考え方だと思いますが、私の場合、できることなら治してあげたい、それにはまずお子さんの気持ちを優先したいという考えです。

ガイドラインでは、5歳を過ぎても1ヵ月に1回以上の夜尿が続く場合、夜尿症と診断することになっています。また、5歳で20パーセント、10歳でも5パーセントの子供に夜尿症が見られるという報告が出ています。

幼稚園年長組から小学校入学ころになると、子供も自尊心が芽生えてきます。好きでおねしょをする子はいませんから、おねしょをするたびに「また布団を濡らして、アホ！」などとお母さんに怒られると、自尊心が傷つき、劣等感を抱いたりするものです。

なんとかならないものかとお母さんは、嫌がるお子さんを連れてクリニックへ相談に来ます。私はまず、お子さん本人に「おねしょ、なくなったらうれしいかな？」と尋ねます。うつむいたままのお子さんが「うれしい」――そう答えると、「じゃ、頑張ってみる？」と重ねて尋ねると、顔を上げたお子さんが「うん、頑張りたい」。

こうなって初めて治療をスタートします。つまり「子供はちっちゃな大人」という考え方が、私のスタンスなのです。

治療法としては、第一選択として抗利尿ホルモンという飲み薬を使います。これはホルモンに作用し、睡眠中につくられる尿の量を濃縮して減らす働きがあり、効果も高いものです。1週間に3、4回おねしょをしていたのが、8割は止まります。

止まれば、寝る前に水分を摂りすぎないなどの生活リズムを整えるように指導します。このパターン化によっておねしょがなくなっていけば、薬を少しずつ減らし、卒業。この治療プランで、多くのお子さんのおねしょは治ります。

ちなみに、治療法のひとつとして欧米で流行し、日本でも取り入れられているものに「アラーム療法」があります。これはセンサーつきのパッドをつけたパンツを子供にはかせ、パッドが濡れるとアラーム音で知らせるというものです。これを繰り返すことで膀胱に溜められる尿を増やし、おねしょを減らしていくことを目的にしています。

この治療法も効果はあるのでしょうが、難点もあります。アラームが鳴るたびに子供は目を覚ますわけですが、子供にとって眠りは非常に大事な仕事なのです。眠っている間に成長ホルモンが出ますし、脳の神経回路も促されます。ですから、熟睡を邪魔するということはマイナスになります。子供の成長を第一にするなら、検討の余地があるかもしれません。

別の例も挙げましょう。あるお母さんは、お子さんが先に眠ったあと、自分が寝る前に必ず、子供がおねしょをしていないかどうかを確かめることにしていました。布団をはがして濡れていないか調べるのですが、そのつど、お子さんは起こされます。これでは、お子さんのおねしょを心配しているのか、布団が汚れるのを心配しているのかわかりませんね。

いずれにせよ、子供のおねしょを治すには、親が「怒らない・焦らない・起こさない」という姿勢が大事なのです。

子供の包茎によるおしっこの障害もある

おねしょとは異なりますが、子供のおしっこについて、別の症例も述べておきます。

第2章で包茎について説明しましたが、子供の場合で、先天的におしっこの出る穴が非常に狭く小さいケースがあります。針の穴くらいにしか開いていませんので、おしっこをすると包皮の先端が風船みたいに膨らんできます。これをバルーニングと呼びます。

バルーニングを起こすようなひどい包茎ですと、おしっこが出にくいうえ、一度に全部出しきれませんから、頻尿になったりします。なかには尿の逆流を起こし、腎臓の病気になる例もあります。

もしお子さんが、おしっこするときに先端の皮の部分が膨らみ、針穴からおしっこが霧吹きのように出る状態であれば、重症の包茎による排尿障害かもしれません。できるだけ早く外科処置をすることをお勧めします。

また、別の症例として、学校の授業中にお漏らしする子供もいます。そういう子供は、おしっこを溜める膀胱の容量が少ないなど、体に問題がある場合もありますが、メンタル面で何か問題を抱えている場合もあります。

最近よく見られるのが「注意多動性症候群」。子供の発達障害が隠れていて、それがお漏らしとなって現れているケースで、この場合、小児心療内科や精神科での治療が必要です。

ここまで、成人から子供までのさまざまな尿トラブルを見てきました。この章の冒頭に『たかが、おしっこ』ではなく『されど、おしっこ』という見出しをつけましたが、その意味するところを、みなさんもご理解いただけたのではないでしょうか。

排尿という、あまりにも当たり前の日常的な生理活動のなかに、いろいろな病気のサインが現れます。それまでなかったトラブル症状が出た場合、それは背景に隠れている病気の呼びかけかもしれません。ひとりで悩んだり、落ち込んだりすることなく、まず専門医に相談してください。

尿に関連する重大疾患、こんなにも多い

先に成人男性のさまざまな尿トラブル、それに関連する病気について説明しました。みなさんもお気づきになったことと思いますが、関連する病気のうち、一番多いのが前立腺肥大症です。頻尿をはじめ、ほとんどのトラブル症状に顔を出しています。

もちろん、前立腺肥大症にかぎりません。前立腺がん、膀胱がん、尿路結石症、尿路感染症など、実に多くの病気が隠れているのです。命に関わる重大な疾患もあります。

以下、それらのうちの代表的な疾患を取り上げ、その特徴や検査法、治療法などについて述べていきますが、その前に、理解しやすいように泌尿器の主な臓器の役割をまとめて

泌尿器の役割

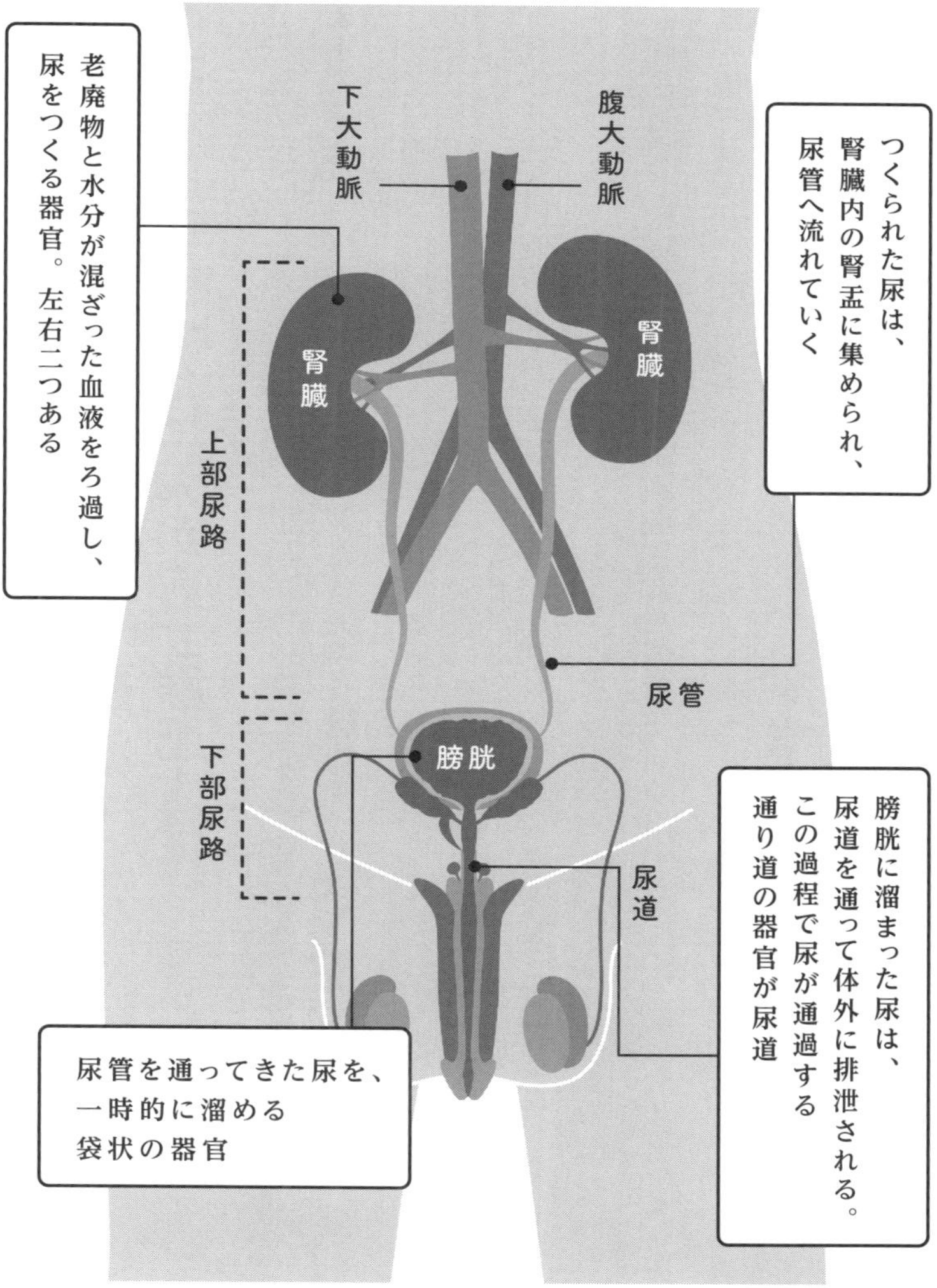

老廃物と水分が混ざった血液をろ過し、尿をつくる器官。左右二つある
下大動脈
腹大動脈
つくられた尿は、腎臓内の腎盂に集められ、尿管へ流れていく
腎臓
腎臓
上部尿路
尿管
膀胱
下部尿路
尿道
膀胱に溜まった尿は、尿道を通って体外に排泄される。この過程で尿が通過する通り道の器官が尿道
尿管を通ってきた尿を、
一時的に溜める
袋状の器官

おきましょう。

中高年男性の二人に一人が前立腺肥大症

前立腺は男性だけにある臓器です。膀胱のすぐ下にあり、前立腺の内部を尿道が通過しています。精液の産生や射精に関わる非常に大事な臓器ですが、ここでは尿に関する面を述べておきます。

加齢につれて前立腺は大きくなっていくため、前立腺肥大症と呼ばれていますが、一般的に50代から大きくなり始め、60代では半数の男性が前立腺肥大症をかかえていると見られます。

前立腺が肥大し始めると、膀胱が刺激され、頻尿傾向が出てきます。肥大が進むと、尿道を圧迫し、尿が出にくくなります。そのため、おしっこが出切らずに膀胱に残ってしまうので、残尿感を感じます。残尿感があると、頻尿の度合いも増していきます。

もっと前立腺肥大症が進行すると膀胱の出口をふさぎ、尿閉（膀胱内に尿が溜まっているのに、排尿できない状態）が起きたり、尿路感染症を起こしたりして強い排尿痛や血尿が現れることもあります。

前立腺肥大がさらに進むと、尿道の圧迫も残尿もさらに増えます。残尿が増えると慢性的な尿閉になり、溢流性尿失禁（満タンになった膀胱から尿があふれ出る状態）を起こしたり、重症化して腎機能障害が生じたりします。

これが前立腺肥大症の一般的な症状の流れですが、個人差が大きく、初期では自覚しない人も多いのです。やはり、頻尿傾向が見られるようになれば、泌尿器科へ相談に行ったほうがよいでしょう。

検査は尿検査をはじめ、問診、腹部エコー検査、採血検査などが主となります。

治療については、最近では効果の高い内服薬が多く開発されており、薬物療法が第一選択となります。ただ、前立腺肥大が進み、排尿障害の症状も重くなると、薬物療法では対応できなくなります。

その場合、手術ということになります。以前は開腹手術が主でしたが、現在では患者さんの体の負担が少ない内視鏡やレーザー光線による手術が主流になっています。

見つかったときは進行。前立腺がん急増

前立腺がんは、人種によって発生に差があり、以前は黒人が最も多く、ついで白人でした。黄色人種は下位だったのですが、それを上位に押し上げたのが日本人で、この30年ほどの間に前立腺がんにかかる男性が急増しているのです。とくに60代半ばになってから前立腺がんによって死亡する例が多く、中高年男性は要注意です。

前立腺がんの発生には男性ホルモンが関与しており、加齢からくるホルモンバランスの変化が影響しているものと考えられています。

よく「前立腺肥大症が進行すると前立腺がんになる」と誤解している人がいますが、この両者はまったくメカニズムが違い、別々の病気です。ただ排尿に関しては、尿の切れが悪い、尿が近い、出にくいなどの症状が似ている部分もあります。

前立腺がんの特徴は、初期には自覚症状がほとんどないことです。また、骨などに転移しやすいことも前立腺がんの特徴で、背骨に転移し腰痛が起きてから発見されることもあります。見つかったときには進行がんというケースが多いので、50歳以上の男性は、定期

前立腺がんが疑われる症状

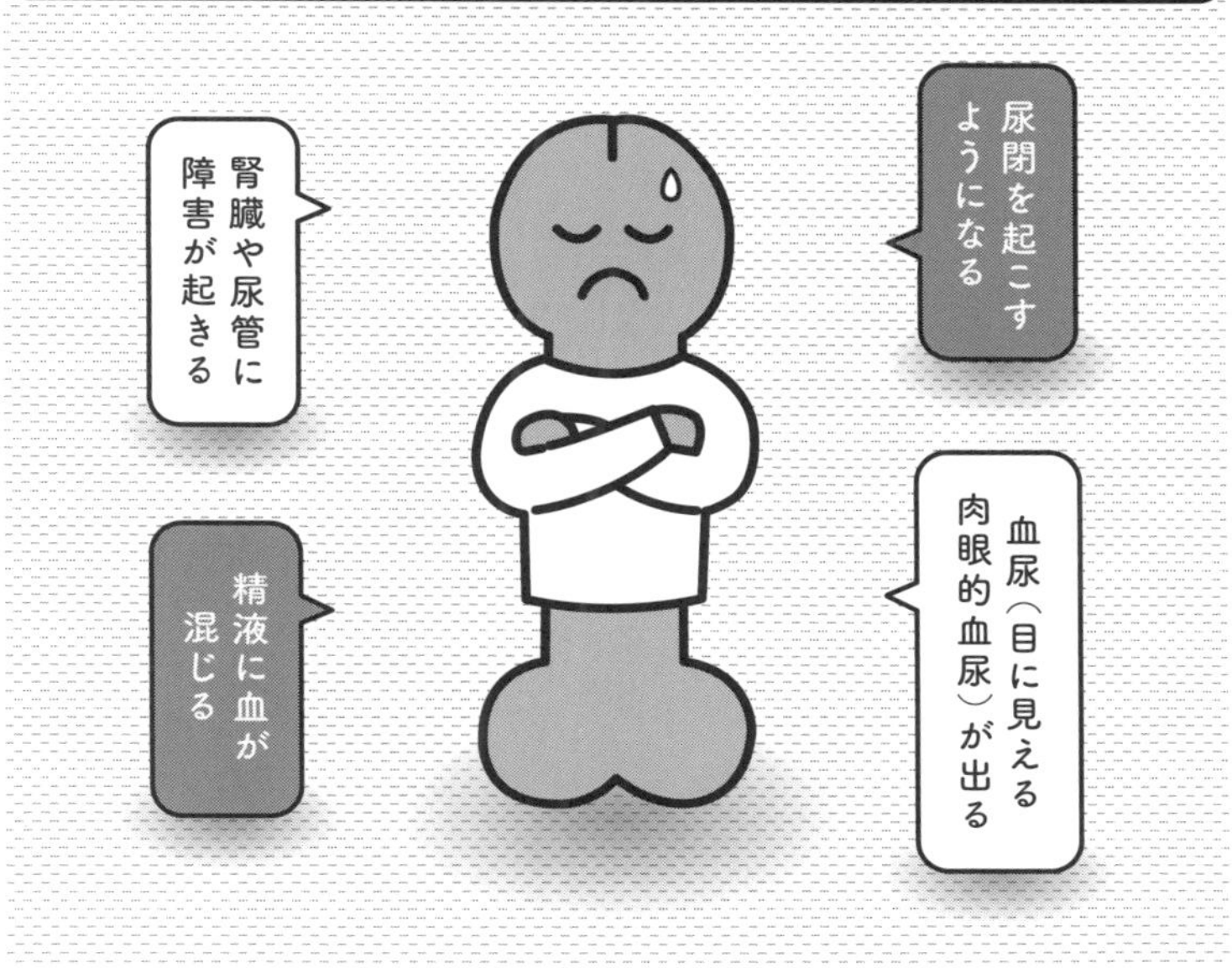
尿閉を起こすようになる
腎臓や尿管に障害が起きる
血尿（目に見える肉眼的血尿）が出る
精液に血が混じる

的な検診をお勧めします。

検査は血液検査で、腫瘍マーカー（PSA）の値で診断します。

前立腺がんは早期に発見すれば治癒が可能な疾患ですが、先ほど述べたように早期では自覚症状がないため、どうしても病院へ行くことが遅れがちです。たとえば、上の図に挙げたような症状が出れば、早急に受診が必要です。

これらは、がんがかなり進行した症状ですが、さらに放置すると骨やリンパ節、ほかの臓器へ転移し治療が難しくなってきます。そのため、繰り返しになりますが、定期的な腫瘍マーカーの検査を行い、早期に発見することが何より大切なのです。

ヘビースモーカー男性、膀胱がんに要注意

膀胱は尿を一時的に溜める器官ですが、膀胱がんは、この膀胱の尿路上皮粘膜より発生する悪性腫瘍です。60歳ころから罹患しやすくなり、男性は女性の3倍、喫煙者は非喫煙者の2~3倍の発生率といわれています。つまり、60歳以上の男性でヘビースモーカーの人はとくに要注意です。肺がん以上に喫煙との因果関係が大きいのです。

膀胱がんの初期症状は「血尿」です。1、2回の痛みなどをともなわない血尿が出ても自然におさまってしまう場合があります。この場合、先にも述べたように「ストレスのせい」と勝手に決め込んでしまう人がいますが、たとえ1回でも血尿が出た場合、膀胱がんの疑いがありますので、必ず医療機関でよく調べる必要があります。血尿のほかにも、膀胱炎のような頻尿や排尿時の痛みの症状が出ることもあります。

検査は膀胱鏡で膀胱内部を確認します。また尿細胞診、超音波診断（エコー）を行います。早期発見の場合は、内視鏡や電気メスによる病変の切除ができますが、進行している

場合は、膀胱を摘出することがあります。

膀胱を摘出した場合、人工的な尿路をつくる必要があります。この尿路変更は比較的大きな手術であり、高齢者には体にこたえる手術となります（膀胱がんは、放射線や抗がん剤治療などを併用することもあります）。

また膀胱がんは、手術後2年以内の再発率が6割を超えるなど、多発、再発しやすい病気ですので、治療後も定期的に検査を受けて経過を観察することが大切です。

働き盛りの男性を激痛が襲う尿路結石症

尿路結石症は、30～50歳の男性、つまり働き盛りの年齢層に多く発生する病気です。尿路というのは、腎臓でつくられた尿が膀胱まで通る道ですが、そのどこかにカルシウム結石ができる病気で、結石部位によって腎臓結石・尿管結石・膀胱結石などと名称が変わります。尿管に石ができて詰まると、尿が通過しにくくなり、尿が腎臓内部の腎盂と呼ばれるところに充満して腎盂が拡大します。これを水腎症と呼びます。

尿路結石症の症状で一番の特徴は、強い痛みです。腎臓が腫れて被膜が進展することで、結石のある側のわき腹や背中、腹部に非常に強い痛みが発生します。とくに尿管結石でそれが顕著で、血尿や吐き気の症状が起こることもあります。また膀胱結石では、頻尿・残尿感の症状、尿道結石では排尿時に強い痛みが生じたり、血尿や尿が出にくいなどの症状が出たりします。

痛みが強いため疝痛《せんつう》発作といわれますが、その症状が出た場合、適切な除痛処置と、正確な結石診断が必要です。診断には、尿検査・採血検査・レントゲン検査・腹部超音波（エコー）検査などを行います。

さらに、尿路結石症は非常に再発率の高い疾患であり、いったん疼痛が起きれば働き盛りのサラリーマンにとっては、大きなデメリットとなります。再発を予防し、腎臓機能を保持する治療が必要となります。

尿路結石症の発生には遺伝的要素も大きく、生活習慣病と関わりがあるとも言われています。

20代〜40代の女性が注意したい膀胱炎

ここまで男性特有の、あるいは男性がかかりやすい尿関連の病気を取り上げてきましたが、女性に多く発生する疾患にも触れておきましょう。それが膀胱炎です。

膀胱炎は、20〜40歳代の女性に多く、また頻繁に見られます。大腸菌などの細菌が侵入して起こる炎症性の病気です。

症状としては、排尿時の痛みや違和感があります。また、炎症によって膀胱の神経が過敏になっているため、頻尿や残尿感の症状も現れます。膀胱炎が進行すると、血尿が出たり、尿にウミが混じって白っぽく濁ったりすることもあります。

膀胱炎の治療には抗菌剤が使われますが、この病気も再発率が高いのです。というのも、抗菌剤で自覚症状がなくなると、数日で治療をやめてしまう人が多いのですが、完治したとはかぎりません。中途半端に抗菌剤治療を繰り返すことで、抗生剤に耐性のある細菌が発生する例もあります。

若いＯＬの方や、働き盛りのキャリアウーマンの方にとっては大変かもしれませんが、根気よく完全に治療することが肝心です。

ちなみに、膀胱炎も尿路感染症のひとつですが、ほかの尿路感染症として腎盂腎炎、尿道炎などがあります。このなかでとくに注意すべきは急性腎炎です。頻尿や排尿痛が起こり、高熱を発します。尿の濁り、腰や背中の痛みがともなうこともあり、すぐに入院が必要ですが、適切な治療を受ければ、数日で急性症状はおさまります。

＊

以上、尿に関するさまざまなトラブル症状や、それらの背景にある多くの病気について述べてきました。どなたにとっても、おしっこは体の状態を教えてくれる大事なサインです。そのサインを見逃さず、背後に隠れている病気を早く見つけ、早く治療すること、これを心がけてくださいね。

付　章

迷わず男性科「緊急外来」へ

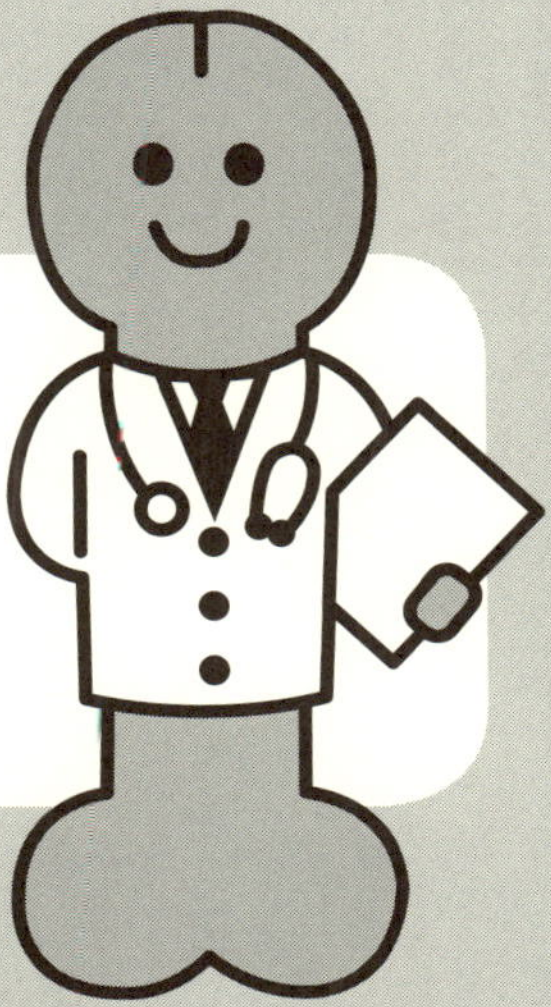

命に関わる泌尿器系の緊急事態

私は勤務医時代に、ある病院で12年間にわたって救命救急室（ER）勤務を行っていました。泌尿器科とのかけ持ちでしたが、ERにはありとあらゆる病状の患者さんが運び込まれてきます。その病院は「いつでも、どんな救急患者さんでも断ってはいけない」というスタンスでしたので、いま思い出しても大変な日々でしたが、医者としては良い修業ができました。

そんな経験もあり、「緊急患者さんは対応できるかぎり、絶対に診るべき」という考えでクリニックを開業しました。クリニックは基本的に予約診療ですが、救急患者さんが入った場合、予約の患者さんにわけを話し、理解していただいたうえで、処置にあたっています。

映画やドラマのER場面では、交通事故や火災などによる外科患者さんが主ですが、泌尿器科の救急外来も実にさまざまな患者さんが運び込まれたり、自分から駆け込んできたりします。目には見えにくい泌尿器ですが、一刻の猶予も許されない病状もあれば、こちらが首をひねるようなものもあります。患者さんにとってはどれも深刻な事態で、放置すれば命に関わる場合もあるのです。

この付章では、そんな泌尿器・救急外来の事例をいくつか取り上げ、お話ししていきます。どんな症状のとき、何をおいても病院やクリニックへ駆けつけるべきなのか、その判断のご参考になればと思います。

こんな症状のとき、緊急措置が必要!

では、さっそくその症状を列挙していくことにしましょう。

●血尿が止まらない

前章でも述べましたが、膀胱がんの一番の症状は血尿です。その血尿が止まらない場合、膀胱がんが進行している可能性もあります。

血尿は1回きりの場合や、2、3回でおさまることもありますが、放置していると内出血が進み、血尿が止まらなくなります。その結果、血のかたまりが膀胱に詰まったりすると、おしっこが一滴も出なくなったりします。
出血に対応しつつ、膀胱がんなどの精密検査が必要です。

●尿管結石症の激痛

これも前章で触れましたが、尿管結石症の場合、激痛に襲われることがあり、「疝痛発作」と呼ばれています。お腹や背中などが、突然差し込むように激しく痛み、少しおさまっても、また痛むことを繰り返します。

尿は明け方に最も濃縮されますが、疝痛発作もこの時間帯に起こりやすいのです。緊急的に痛み止めの処置を行い、結石症の治療を行う必要があります。

●急性尿閉

前立腺肥大症の箇所でも述べましたが、前立腺の肥大が進むと、残尿の状態となります。さらに進行すると、突然、おしっこがしたくてもできない急性尿閉になることがあります。尿路感染を起こして排尿痛や血尿が現れることもあり、緊急措置が必要です。

●腎臓の損傷

交通事故や格闘技などで腹部や背部を打撲した場合など、腎臓が破裂して大きな血管から大出血を起こすことがあり、緊急手術を要します。

●尿道の損傷

これは「サドルインジュアリー」といわれ、尿道が長い男性に多いものです。何かの拍子に足を踏み外してお尻から落ち、股間を強く打ちつけたときなどに起こる緊急症例です。打撲によって尿道が断裂したり、内出血を起こしたりします。また大量の出血や、尿が出せなくなるなどの症状もあり、合併症も多いので、緊急事態の疾患です。

●睾丸の外傷

交通事故や格闘技で股間を強く打ちつけられると、睾丸の白膜が裂けて内出血し、血が止まらない場合があります。野球とかサッカーなどの球技や、柔道などでも睾丸を強く打った場合、破裂してみるみる腫れてくることがあります。緊急手術が必要となります。

●子供の睾丸捻転症

これも睾丸のトラブルですが、子供の場合です。睾丸が発達して、大きくなり始めたころに起きやすいのが捻転です。なにかの拍子で睾丸がクルッとねじれ、血液が止まってしまうことがあります。たいてい激痛をともないます。

この捻転症は睡眠中に起こりやすく、明け方に救急車で運ばれてくる患者さんが多いものです。ねじれを取って戻し、いい場所で固定するという緊急手術が必要です。

この捻転の場合、一時はねじれて自然に戻るケースもあります。おさまったとしても、再発防止のため、すぐに泌尿器科に相談することが大事です。

●子供のおちんちんがパンパンに腫れる

これもお子さんの事例ですが、包茎の子供の包皮をむいていると、むけたまま戻らなくなり、パンパンに腫れる場合があります。嵌頓包茎といわれます。子供は痛みで泣き叫びます。至急、泌尿器科での処置が必要です。

●ペニスが折れる

「あそこが折れた！」と、痛みに顔をゆがめながら駆け込んでくる患者さんがいます。ペニスは海綿体でできており、丈夫な膜に包まれていて血液が充満する風船のようなものです。そこに無理に外力が加わると、パキッと音がして折れることとあります。

騎乗位とか肛門性交とか、無理な体位で性行為をしたときなどに起こったりします。内出血によってペニスが紫色に腫れ上がった状態ですから、一時的に阻血し、風船が裂けている部分を縫合するなどの処置を行います。

●尿道異物

これは自慰行為のときに起こる緊急事態です。アナルセックスでハイヒールをお尻に入れるのと同じように、自分の尿道に物を突っ込むことを好む人もいます。入れているうちにすっと奥まで入り込み、なにかの拍子で膀胱まで行ってしまい、取り出せなくなることもあります。

こうなると、内視鏡で摘出しなければいけません。余談めきますが、取り出したこちらが首をひねることもあります。ハンダ付けの職人さんなのでしょうか、ハンダ用の銅線が出てきたり、ふやけた大量の乾麺が出てきたりします。危険な事例として、体温計を入れて取れなくなった女性患者さんもいます。体温計には水銀が含まれており、内視鏡でも取れないので、緊急に開腹手術を行った例もあると聞きます。

性的嗜好は人さまざま、とやかく言うことではないでしょうが、危ないものをむやみに尿道に入れたりしないことですね。

●陰茎絞扼《こうやく》

難しい名称ですが、これも自慰行為の折りに起こる症状のひとつです。金属の輪などをペニスにはめて自慰をしているうち、腫れてきて輪が取れなくなったりします。

そうなると、血流が止まって際限なく腫れてきます。激痛もともないますので、これまた緊急処置が必要です。

●ペニスが傷つく

これはとくに緊急疾患ではないですが、ペニスに傷がついた状態で来た患者さんがいました。傷の原因を尋ねると、ご本人は「すりむいた」と言いますが、すりむくような場所ではないし、かなり深い傷で化膿しかけています。

原因がわからないと治療に差しつかえますので、さらに尋ねたところ、口ごもりながら打ち明けてくれました。オーラルセックスをしていて、相手に歯で噛まれたそうです。

とりあえず化膿止めの処置をしましたが、もう少し遅れて化膿が広がったりすれば、それこそ緊急事態になってしまいます。

男性にとって大切なもの、折れたり傷つけたりしないよう、心がけたいものです。

あとがき――医療と教育をライフワークに

この本を読んでいただいたあなたは、どんな感想をおもちでしょうか？

「まえがき」にも書いたように、私は「男性医学・男性科診療」を志して医師になりました。そして、人に言えない悩みを抱えつつ、一生懸命に働いているサラリーマンの方々を助けてあげたい、そんな思いからクリニックを開業しました。

医療の現場にいて日々思うのは、ご自分の症状がなんの病気なのか、それを解決するにはどうすればいいのか……そう悩んでいる方が数限りなくいるということです。実際に意を決し病院やクリニックを訪れるのは、そのなかのほんのひとにぎり、あとはひとりモンモンと悩んでおられるはずです。

そういう方たちの参考になればと考え、この本の執筆を思い立ちました。わかりやすいようにさまざまな症状を中心にし、できるだけ具体例を入れた本にしたいと考えました。ただ、意あって力足らず、どこまでみなさんのお役に立ったのか、心もとない感じもあるというのが正直なところです。

男性医療の確立と普及、それが私のライフワークですが、実は私には、もうひとつのライフワークもあるのです。この本を終えるにあたって、それを少し述べさせていただきたいと思います。

よく「医者はエリートがなる職業」と言われます。実際、何代も続く病院の息子があとを継ぐため、大学医学部に進むという例はざらにあり、私の学友にも何人かいます。人も羨む裕福な家庭に生まれ、子供のころから恵まれた環境のもと医者をめざし、それを果たした人たちは、たしかにエリートと呼ばれるにふさわしいかもしれません。

私の場合、まったく逆です。三重県の荒くれた漁師町に生まれ、父は中卒の肉体労働者、医者とはほど遠い貧しい環境でした。ただ幼い一時期、私は母方の祖父母と暮らしていたのですが、祖父の影響が大きかったと思います。小中学校の校長も務めた祖父は、教育熱心なうえ、私財をなげうって、貧しい人たちに尽くすような人でした。

「世のため、人のために生きるんや」――それが祖父の口癖で、幼い私の頭に刷り込まれたのか、「将来はお医者さんになって、病気の人を治してあげたい」と思うようになりました。

とはいっても実家は貧しく、何年も勉強しなければならない医学部進学は文字通り夢みたいなものでした。その夢をかなえてくれたのが社会の仕組みでした。幸いに京都大学医学部に現役合格した私は、授業料免除を受けるほか、2種類の奨学金も得て、学業に専念することができました。

医学生のときも、また医者になってからも私の念頭にあったのは「自分は社会のおかげで助けられた」という思いと、「助けられたことへの恩返しをしなければならない」という考えでした。

恩返しのひとつはもちろん、医療を通じてです。医学生のとき、研究者にも憧れがありましたが、やはり直接患者さんと向き合う医療現場に立つべきだと思い、その道を選びました。以来、第一線の現場で、一人でも多くの患者さんを治したいと取り組んできました。

泌尿器科全般の治療はもちろん、とくに患者さんの命がかかった前立腺がんや膀胱がんの手術に力を注ぎ、同年代の医師に比べてだれにも負けないくらいの手術数を手がけたものでした。開業を決意したのも、生涯現役で現場に立ちたいという思いからです。

こうして医療での恩返しをしながら、私のなかで、まだほかの面でも自分がやれることがあるのではと考えていました。児童養護施設にずっと寄付をしたりしていましたが、もっと直接的なことをやってみたいと思い、浮かんできたのが教育だったのです。


ご存知のように学童施設は、共働き家庭などを対象に、親が働いている間、放課後の小学生を預かる施設で、私はこれに着目しました。教育といえば大げさかもしれませんが、子供たちが心身ともに健全に育っていくための大事な時期が小学低学年、その手助けをしたいと考えたのです。

そこで設立を前に、あちこちの学童施設を見学しました。ちゃんとした所もありますが、マンションの一室に子供たちを詰め込み、お菓子の袋を与えて宿題をさせる、あとは見張り業務のような施設が大半でした。これでは子供たちにとっては少しも楽しくない、成長したあともいい思い出にならない、そうではなく、学校以上に楽しく意義のあるような学童施設をつくりたいと考えました。

施設の場所は、京都の古き良き町並みの残る地域です。一軒家を購入して全面改装しました。学習机をそろえ、ピアノを置き、みんなが座れるように広間を拡張して大きなテーブルをセットしたりしました。施設開設にあたって町内の方々との話し合いもしました。お年寄りのみなさんは「このへん、小さい子が減ってしもうてな。楽しくなりそうやね」と好意的でした。設立後も、近所のおばさんたちがパートで手伝ってくれるなど、地域との関係はとても良好です。

実際に子供たちと接する保育士さんが一番の課題でしたが、幸いにも私の考えに共鳴する若く教育熱心な保育士さんたちが集まってくれました。こうして「アフタースクール二条」がスタートしたのです。

スクールの様子はLINEなどでご覧になっていただけますが、私やスタッフがめざしているのは〝飛びぬけた学童施設〟です。たとえば夕食はすべて手作りですし、ケーキを作るのにも、子供たちと一緒に材料を買い出しに行くところから始めます。アートやサイエンスなど、子供の好奇心や感性を活かす日替わりのプログラムを組み、夏休みにはお泊まり保育、キャンプや山登りなど、イベント盛りだくさんです。また土曜日は施設を無料開放しており、スクール会員以外の子供たちも大勢やってきます。

こんなことをやっている学童施設はまずないだろうと思います。利益度外視なので、傍

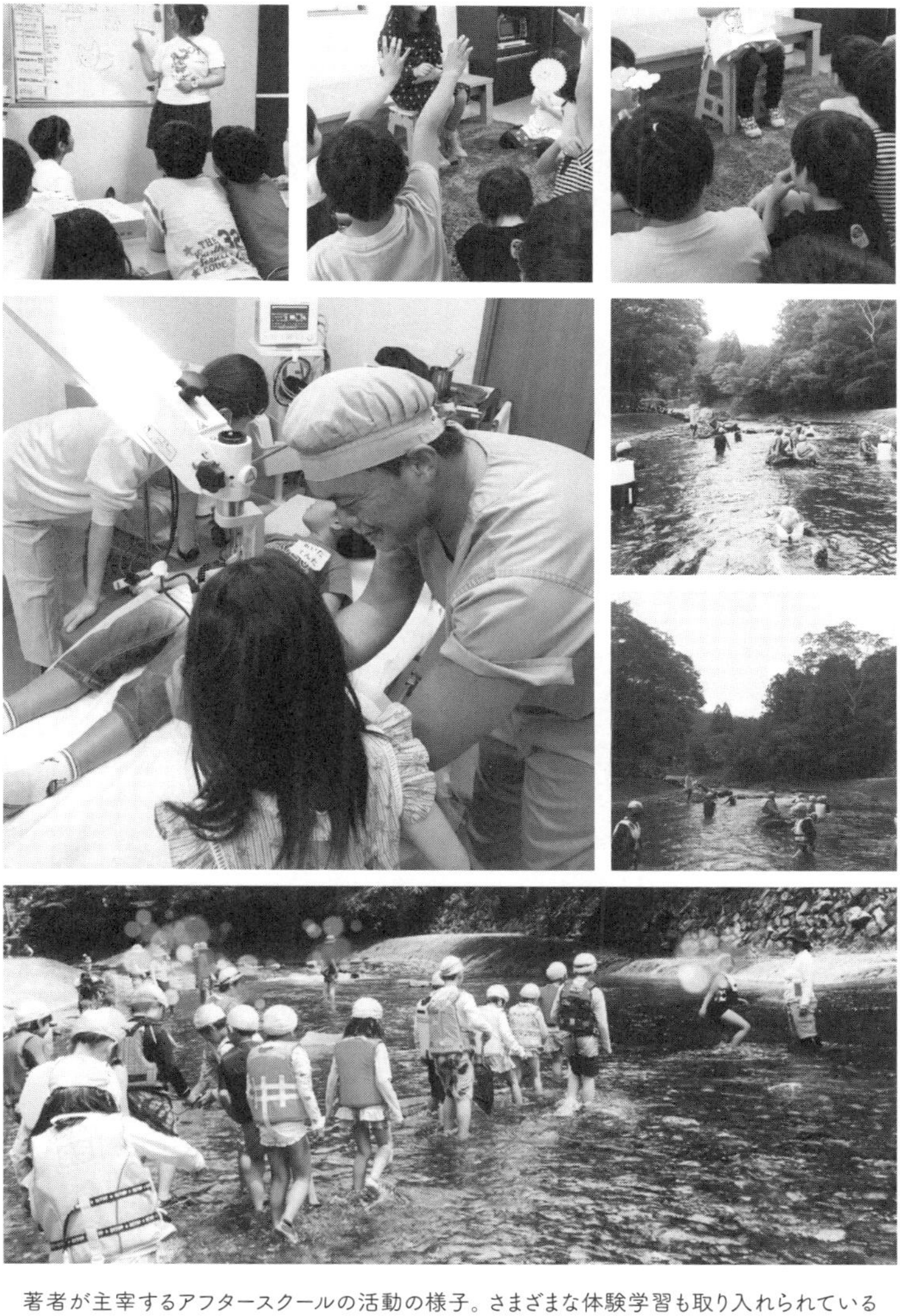

著者が主宰するアフタースクールの活動の様子。さまざまな体験学習も取り入れられている

から見れば私の道楽のように思われるかもしれません。それでも、子供たちの生き生きとした顔を見ると、クリニックでの疲れも吹っ飛びます。なにより子供たちが将来、「スクールのころは、本当に楽しかった」と思い出してくれるなら、私のもうひとつの恩返しも少しはかなうような気がします。

長い「あとがき」になってしまいました。

ほかの家庭医学書とはかなり毛色の違う本ですが、お読みになった感想や質問など、どんなことでも結構ですから、出版社あてにお寄せいただければ幸いです。

2019年9月

医療法人男健会北村クリニック院長　北村　健

排尿障害（160,164,168,177,181）など

● 尿意切迫感➡

膀胱炎（160,169,172,173,184,187）、膀胱がん（24,160,166,169,172,178,184,191）など

● 精子の運動が悪い➡

無力精子症(57)、死滅精子症、男性不妊症(49,50,52,54,56,67,72,73)

● 精子がない➡

無精子症(24,50,53,57,60,67,73,92,125,136)、閉塞性無精子症(57)、非閉塞性無精子症(57)

● 精子の奇形が多い➡ 奇形精子症(58)

◉包茎

● 包皮が勃起してもまったくむけない➡

真性包茎(33,34)、癒着性包皮炎など

● 通常時、包皮がむけていない➡ 仮性包茎(33,34,103,149)

● 包皮に赤みがある➡

包皮炎(43)、陰部ヘルペス(132,145)、梅毒(26,36,132,133,140,149,153)など

● 包皮に痛み、かゆみがある➡

包皮炎(43)、陰部ヘルペス(132,145)、陰茎がん(36)など

● 包皮内部に白いカスが溜まる➡

包皮炎(43)、カンジダ性包皮炎、細菌性包皮炎

◉腎臓、尿管、膀胱

● 腰背部痛➡

尿路結石症(160,172,178,185)、腎腫瘍(160)、腎梗塞(160)、腎外傷(160)など

● 下腹部痛➡

膀胱炎(160,169,172,173,184,187)、尿路結石症(160,172,178,185)、

77,103,107,108)

● **勃起したままおさまらない➡**　持続勃起症

● **勃起したとき陰茎が変形する➡**

陰茎海綿体の疾患(82)、ペイロニー氏病(82)、陰茎の腫瘍など

● **陰茎を締め付けて腫れが治らない➡**　陰茎絞扼症

◉性欲や気持ち

● **性欲低下➡**

男性更年期障害(24,107,108,109,110,111,112,118,119,123,126,129)、ホルモンの異常(59,73,76,82,87,109,110,111,124,182)、精神的疾患、うつ病(24,86,108,110,112,115,117,119,125,126,170)、不安神経症など

● **やる気がなくなった➡**

男性更年期障害(24,107,108,109,110,111,112,118,119,123,126,129)、うつ傾向、全身疾患など

● **睡眠の質が悪い➡**

睡眠障害(108,109,124,168)、うつ傾向、男性更年期障害(24,107,108,109,110,111,112,118,119,123,126,129)、睡眠時無呼吸症候群など

◉生殖機能

● **一年以上妊活していても子供ができない➡**

男女とも不妊症(51,67,136)の疑い

● **精子が少ない➡**

乏精子症(50,57,67,72)、精索静脈瘤、男性不妊症(49,50,52,54,56,67,72,73)

神経障害(83,96,160,173)、糖尿病(71,76,83,95,160,167,168,171,173)など

◉射精・精液

● **射精しにくい➡**

遅漏(76,96,102,105)、射精障害(76,79,94,99,100,102)、前立腺炎(76,96)、射精管閉塞、神経疾患(76,95,167)、糖尿病(71,76,83,95,160,167,168,171,173)、先天的な精嚢・精管奇形(76,95)など

● **射精の量が減ってきた➡**

神経疾患(76,95,167)、糖尿病(71,76,83,95,160,167,168,171,173)、ホルモン異常(59)、前立腺疾患(76,95)、精嚢の奇形(76,95)など

● **精液に血液が混ざった➡**

血精液症(76)、前立腺炎(76,96)、前立腺がん(76,77,96,125,160,171,173,178,182,200)など

● **精液の色が黄色い感じ➡**

前立腺炎(76,96)、尿路感染症(76,96,160,166,173,178,180,188)など

● **膣内で射精ができない➡** 膣内射精障害(76,96,99,105)

● **すぐに射精してしまう➡** 早漏(76,96,102)

● **射精まで時間がかかる➡** 遅漏(76,96,102,105)

● **射精感がなくなった➡**

射精障害(76,79,94,99,100,102)、神経障害(83,96,160,173)など

◉勃起

● **勃起の持続力がなくなる、硬さが不足、中折れなど➡**

ED(24,76,77,79,82,84,86,89,91,94,99,105,122,123)、勃起不全(76,

◉排尿

● 排尿の痛み➡
尿道炎(26,35,132,136,138,160,172,188)、膀胱炎(160,169,172,173,173,184,187)、尿路結石(160,172,178,185)、膀胱がん(24,160,166,169,172,178,184,191)など

● 排尿の勢いが悪い➡
前立腺肥大症(16,24,161,162,167,168,171,173,178,180,182,192)、尿道狭窄症(160,167)、神経疾患(76,95,167)など

● 頻尿➡
膀胱炎(160,169,172,173,184,187)、過活動膀胱(160,169)、神経性頻尿(160,169)、膀胱がん(24,160,166,169,172,178,184,191)、前立腺肥大症(16,24,161,162,167,168,171,173,178,180,182,192)など

● 夜間頻尿➡
前立腺肥大症(16,24,160,162,167,168,171,173,178,180,182,192)、睡眠障害(108,109,124,168)、糖尿病(71,76,83,95,160,167,168,171,173)、腎障害(160,168)、心臓疾患(168)など

● 尿失禁➡
腹圧性尿失禁(160,170)、切迫性尿失禁(170)、排尿障害(160,164,168,177,181)、前立腺肥大症(16,24,161,162,167,168,171,173,178,180,182,192)、過活動膀胱(160,169)など

● 血尿➡
尿路の悪性腫瘍(160,184)、膀胱がん(24,160,166,169,172,178,184,191)、尿路結石症(160,172,178,185)、腎症(160,185)など

● 尿の混濁➡ 尿路感染症(76,96,160,166,173,178,180,188)など

● おねしょ➡ 夜尿症(160,173)、夜間頻尿(160,168)など

● 尿意を感じにくい➡

部位・症状別病名索引

（　）内の数字は本文の該当ページ

◉精巣（睾丸・きんたま）

● **精巣や陰嚢の痛み➡**

精巣捻転、精巣上体炎（59）、精巣炎、精巣梗塞、精索静脈瘤、外傷（77,160,193）など

● **精巣が大きくなってきた➡**　精巣腫瘍、陰嚢水腫など

● **精巣が小さくなってきた➡**　精巣萎縮、男性ホルモン低下症など

● **精巣が陰嚢の中になく、触れない➡**

停留精巣（26,32）の疑い、精巣発達障害の疑い

◉陰嚢（睾丸の入っている袋）

● **陰嚢の腫大➡**　精巣腫瘍、陰嚢水腫、精索静脈瘤など

● **陰嚢の皮膚の赤み、かゆみなど➡**

皮膚炎、湿疹、毛ジラミ、脂漏性湿疹、真菌症など

● **陰嚢の皮膚にできもの➡**

尖圭コンジローマ（140）、脂漏性角化症など

◉陰茎（男性器、ペニス）

● **陰茎の皮膚のできものや潰瘍、炎症など➡**

尖圭コンジローマ（140）、皮膚腫瘍、陰茎がん（36）、梅毒（26,36,132,133,140,149,153）、ヘルペス感染など（132,145）

● **陰茎が小さい気がする➡**　埋没陰茎（29）、マイクロペニス（26,28）など

働《はたら》く男《おとこ》のクリニック

2019年 11月20日 初版第1刷

著 者 ―――――― 北村《きたむら》 健《たけし》
発行者 ―――――― 坂本桂一
発行所 ―――――― 現代書林
〒162-0053 東京都新宿区原町3-61 桂ビル
TEL/代表 03(3205)8384
振替00140-7-42905
http://www.gendaishorin.co.jp/

ブックデザイン+DTP――― 吉崎広明(ベルソグラフィック)
カバー使用写真 ―――― photolinc/Shutterstock.com
本文使用図版 ―――― Black creator 24,Olga Bolbot/Shutterstock.com

印刷・製本 広研印刷㈱
乱丁・落丁本はお取り替えいたします。

定価はカバーに
表示してあります。

ISBN978-4-7745-1796-4 C0047